Katharina Rainer-Trawöger

YOGABOX FÜR *Schwangere*

Bibliografische Information der Deutschen Nationalbibliothek
Die Deutsche Nationalbibliothek verzeichnet diese Publikation in der Deutschen Nationalbibliografie. Detaillierte bibliografische Daten sind im Internet über http://d-nb.de abrufbar.

Für Fragen und Anregungen
info@rivaverlag.de

Wichtige Hinweise
Dieses Buch ist für Lernzwecke gedacht. Es stellt keinen Ersatz für eine individuelle medizinische Beratung dar und sollte auch nicht als solcher benutzt werden. Wenn Sie medizinischen Rat einholen wollen, konsultieren Sie bitte einen qualifizierten Arzt. Der Verlag und die Autorin haften für keine nachteiligen Auswirkungen, die in einem direkten oder indirekten Zusammenhang mit den Informationen stehen, die in diesem Buch enthalten sind.

Ausschließlich zum Zweck der besseren Lesbarkeit wurde auf eine genderspezifische Schreibweise sowie eine Mehrfachbezeichnung verzichtet. Alle personenbezogenen Bezeichnungen sind somit geschlechtsneutral zu verstehen.

Originalausgabe
1. Auflage 2023

Türkenstraße 89
80799 München
Tel.: 089 651285-0
Fax: 089 652096

Redaktion: Susanne Schneider
Umschlaggestaltung und Layout: Manuela Amode
Illustrationen: Tobias Prießner
Satz: feschart print- und webdesign, Michaela Röhler, Leopoldshöhe
Printed in China

ISBN: 978-3-7423-2309-5

- **48** *Vrikshasana* – Der Baum
- **67** *Utthita Trikonasana* – Die gestreckte Dreieckshaltung
- **69** *Utthita Parshvakonasana* – Die seitliche Winkelstreckung
- **71** *Padottanasana* – Die gegrätschte Dehnung
- **72** *Prasarita Padottanasana* – Die gegrätschte halbe Vorbeuge
- **73** *Shanti Virasana* – Die friedvolle Kriegerin
- **74** *Chandrasana* – Der aufgehende Mond
- **75** *Natarajasana* – Die Tänzerin
- **99** *Trikonasana* – Die Dreieckshaltung
- **98** *Tadasana Nataniya* – Der tanzende Berg
- **100** *Krishnapaksha Shuklapaksha* – Die Mondphasen

Übungen, wenn du nicht schlafen kannst

Viele Kursteilnehmerinnen berichten mir davon, dass sie in der Schwangerschaft schlecht schlafen, oft nachts auf die Toilette gehen müssen oder das Baby im Bauch abends Disco tanzt. Aber auch unruhige Beine oder Verdauungsprobleme können die Ursache sein. Bei den Beinen kannst du selbst versuchen herauszufinden, ob es sich um Ischiasschmerzen handelt. Diese ziehen meist einseitig (oft auf der rechten Seite) über den unteren Rücken, das Gesäß und von hier ins Bein. Es kann sich auch um ein *Restless-Legs*-Syndrom (»unruhige Beine«) handeln. Dabei zucken gerade nachts, wenn du schlafen möchtest, beide Beine. Viele beschreiben es als ein Gefühl, als müssten sie gleich loslaufen. Die Ursachen hierfür sind nicht muskulär bedingt, sondern betreffen die Nervenverbindungen. Bei Ischiasbeschwerden werde aktiv, bewege, kreise, strecke, dehne deine Beine, um den Druck, der auf dem Ischias lastet, sanft zu lösen. Beim Restless-Legs-Syndrom tun ruhige, entspannende Übungen gut. Vielleicht hilft dir Yoga aber auch, deine Gedanken zu beruhigen und eine stabile Schlafposition zu finden. Die Seitenlage, gestützt mit Kissen zwischen den Fußgelenken, zwischen den Knien, unter deinem Babybauch und unter deinem Nacken, kann wahre Wunder vollbringen.

Diese Asanas aktivieren:

- **16** *Vritti Ardha Dhanurasana* – Der bewegte halbe Bogen
- **17** *Sphuta Ardha Dhanurasana* – Die das Becken öffnende Übung
- **18** *Hasta Padangusthasana* – Die Einbeinstreckung
- **40** *Anantasana* – Der ruhende Vishnu
- **41** *Ardha Dhanurasana* – Der halbe Bogen

Diese Asanas helfen dir, zur Ruhe kommen:

- **64** *Makarasana* – Das Krokodil
- **19** *Ananda Balasana Sarala* – Die sanfte Glückliche-Kind-Stellung
- **65** *Supta Savasana* – Die gestützte Entspannungsposition

Über die Autorin

Katharina Rainer-Trawöger studierte an der Universität Wien indische Kunst und Kultur, absolvierte eine Ausbildung zur ganzheitlichen Kunsttherapeutin und eine Weiterbildung in der traditionellen Lehre der Hebammen- und Entbindungskunst sowie in Indien ihre Yoga-Grundausbildung in der Tradition des Arztes Swami Sivananda. Weitere Yogaausbildungen absolvierte sie unter anderem bei dem renommierten Yogalehrer und Autor Mark Stephens. Seit Jahren unterrichtet sie und leitet sie Yogaausbildungen, unter anderem in den Bereichen Prä- und Postnatal-Yoga. 2016 erschien ihr Buch *Yoga für Schwangere: Kräftigende und entspannende Übungen zur Linderung von Beschwerden und für eine leichte Geburt.* Gemeinsam mit ihrem Mann leitet sie das Freiraum-Institut für ganzheitliche Entwicklung und lebt mit ihren zwei Töchtern in Wien.

Verwendete und empfehlenswerte Literatur

Alvarez, Lizette: »Stretch. When Yoga Hurts«. https://archive.nytimes.com/cityroom.blogs.nytimes.com/2010/07/24/24stretch/

Babbar, Shilpa; Shyken, Jaye: Yoga in Pregnancy. Clinical Obstetrics ans Gynecology. September 2016; 59 (3), S. 600–612. National Library of Medicine, PubMed. gov, 2016

Bershadsky, Svetlana et al.: The effects of prenatal Hatha yoga on affect, cortisol and depressive symptoms. Complementary Therapies in Clinical Practice. Mai 2014; 20 (2) S. 106–113. National Library of Medicine, PubMed. gov, 2014

Chopra, Deepak: Schwangerschaft und Geburt ganzheitlich erleben: Naturheilkunde – Ernährung – Ayurveda – Meditation – Yoga. Droemer Knaur, 2009

Desikachar, T. K. V.: Yoga – Tradition und Erfahrung. Die Praxis des Yoga nach dem Yoga Sutra des Patanjali. Via Nova, 2005

Devi, Indra: Ein neues Leben durch Yoga. Wilhelm Goldmann, 1965

Dick-Read, Grantly: Mutterwerden ohne Schmerz. Die natürliche Geburt. Hoffmann Campe, 1989

Docekal, Laila: Yoga: »Behutsam mit den eigenen Grenzen«. https://kurier.at/wissen/yoga-behutsam-mit-den-eigenen-grenzen/756.665

Huchzermeyer, Wilfried: Das Yoga-Wörterbuch. Sanskrit-Begriffe – Übungsstile – Biographien. Edition sawitri, 2006

Huchzermeyer, Wilfried: Das Yoga-Lexikon. Sanskrit – Asanas – Biografien – Hinduismus –Mythologie. Edition sawitri, 2009

Iyengar, Geeta: Yoga für die Frau: Der Weg zu Gesundheit, Entspannung und innerer Kraft. O.W. Barth, 2012

Iyengar, Geeta: Iyengar Yoga für Mütter und werdende Mütter. Thieme Verlag, 2018

Kaivalya, Alanna: Als Vishnu eine Lotosblüte gebar. Legenden und Mythen aus dem Yoga. Südwest Verlag, 2011

Kaminoff, Leslie: Yoga Anatomie. Ihr Begleiter durch die Asanas, Bewegungen und Atemtechniken. riva Verlag, erweiterte und überarbeitete Neuausgabe 2013

Leboyer, Frederick: Weg des Lichts: Yoga für Schwangere. Übungen, Texte und Bilder. Schirner Verlag, 2007

Leopold, Judith: Zu Hause geboren. Die unglaublichen Erlebnisse der Hebamme Margarete. Edition Riedenburg, 2018

Leopold, Judith: Zu Hause geboren. Die unglaublichen Erlebnisse der Hebamme Margarete Teil 2. Edition Riedenburg, 2021

Lysebeth, André van: Tantra: The Cult oft he *Feminine.* Motilal Banarsidass, 2011

Lysebeth, André van: *Yoga Self-Taught.* Weiser Books, Revised and Updated Edition 1999

Newham, James et. al.: *Effects of antenatal yoga on maternal anxiety and depression: a randomized controlled trial.* National Library of Medicine. August 2014, 31 (8): S. 631–640, PubMed.gov, 2014

Ohlig, Adelheid: *Luna-Yoga: Der sanfte Weg zu Fruchtbarkeit und Lebenskraft.* Goldmann, 1991

Rainer-Trawöger, Katharina: *Yoga für Schwangere: Kräftigende und entspannende Übungen zur Linderung von Beschwerden und für eine leichte Geburt.* riva Verlag, 2016

Schumann, Hans Wolfgang: *Die großen Götter Indiens: Grundzüge von Hinduismus und Buddhismus.* Diedrichs, 2006

Sivananda, Swami: *Yoga Asanas.* A Divine Life Society Publication, 1808

Sivananda Radha, Swami: *Geheimnis Hatha-Yoga. Symbolik, Deutung, Praxis.* Verlag Bauer, 1998

Stephens, Mark: *Yoga-Workouts gestalten.* riva Verlag, 2014

Stephens, Mark: *Yoga unterrichten: Grundlagen und Techniken.* riva Verlag, 2015

Stephens, Mark: *Yoga-Haltungen korrigieren: Das Handbuch für den Unterricht.* riva Verlag, 2015

Stephens, Mark: *Yogatherapie: Methoden und Übungen zur Behandlung von Beschwerden und Krankheiten.* riva Verlag, 2018

Stephens, Mark: *Yoga für guten Schlaf: Das Übungsprogramm auf Basis neuester Forschung.* riva Verlag, 2020

Stüwe, Marion: *Gymnastik und Yoga in der Geburtsvorbereitung.* Hippokrates Verlag, 2003

Svatmarama, Swami: *Hatha-Yoga Pradipika.* Phänomen, 2011

Tomalla, Lore: *Shiva Samhita: Geheimlehre Indiens.* Yoga Vidya Verlag, 2014

Wilkins, W. J.: *Hindu Mythology.* Rupa Paperback New Delhi, 2001 (Original von 1882)

Katharina Rainer-Trawöger

YOGABOX FÜR *Schwangere*

Entspannt durch jedes Trimester – das Kartenset mit 100 Asanas für mehr Wohlbefinden und eine leichtere Geburt

riva

Inhalt

Vorwort

Hast du gewusst, dass spezielle Yogaübungen für Schwangere im deutschsprachigen Raum viel mehr erforscht und weiterentwickelt wurden, als es den meisten Schwangeren bewusst ist? Viele nehmen an, dass die Übungen quasi direkt aus Indien zu uns importiert wurden. In diesem Booklet und dem beiliegenden Kartenset versuche ich dir mehr über die Hintergründe und Umsetzungsmöglichkeiten all dieser Asanas für die Zeit der Schwangerschaft zu vermitteln, damit du sie auch selber locker und leicht kombinieren kannst und somit bald deine ganz eigenen Yogaflows für die Schwangerschaft erstellst. Ich versuche, dich dabei aber nicht nur körperlich, sondern auch geistig zu stärken. Warum nicht auch mal ein bisschen Sanskrit erlernen oder das eigene Wissen über indische Schriften erweitern?

Die Philosophie und die Geschichten hinter all den Asanas vermitteln uns so vieles, was wir für die Schwangerschaft, die Geburt und die Zeit als Mama als Inspirationsquelle verwenden können, wir müssen nur einmal genauer hinsehen. Ich lasse dabei auch in Yogakreisen nicht so bekannte Autorinnen zu Wort kommen, ohne deren Vorarbeit das moderne Yoga für Schwangere gar nicht erst möglich wäre. Die erfahrene Hebamme Marion Stüwe zum

Beispiel war davon überzeugt, dass Schwangere durch Yogaübungen ein besseres Körpergefühl erlangen und sie ihre eigenen Kräfte besser kennenlernen können. Marion Stüwe war Hebamme und Diplom-Pädagogin, sie gründete 2002 das Institut Herztöne für berufliche Weiterbildungen für Hebammen und trug damit wesentlich zur Professionalisierung der Hebammenfortbildungen bei. Sie verstarb leider im Jahr 2009, brachte aber bereits Jahre zuvor das Buch *Gymnastik und Yoga in der Geburtsvorbereitung* heraus, das maßgeblich dazu beitrug, dass wir heute in so vielen Schwangerschaftsratgebern lesen, dass Yoga, richtig ausgeführt, eine gute Geburtsvorbereitung sein kann. Die Hebamme Cornelia Mayr ergänzt Marion Stüwes Hinweis auf das bessere Körpergefühl durch Yoga mit der Aussage, dass sich dies wiederum bei der Geburt bewährt und aus einer leidenden Gebärenden eine selbstbewusste Frau macht, die Vertrauen in ihren Körper hat.

Seit vielen Jahren habe ich nun bereits die große Freude, Frauen mithilfe von Yogaübungen, die ich unter anderem in Indien erlernt habe, hauptberuflich durch die spannende Zeit der Schwangerschaft begleiten zu dürfen. Somit konnte ich viele Tausend schwangere Frauen zu ihren Erfahrungen, Empfindungen und Wünschen bezüglich der Yoga-Asanas befragen. Die 100 Asanas aus diesem Kartenset sind also ein Best-of aus den letzten zwölf Jahren Unterricht mit schwangeren Frauen. Während meiner beiden eigenen Schwangerschaften konnte ich auch noch tiefer in die positiven Wirkungen spezieller Asanas eintauchen und somit Übungsabläufe erstellen, die ich nun auch seit mehreren Jahren im Rahmen von Ausbildungen weitergebe. Dieses Booklet stellt auch diese Asanakombinationen, sogenannte Yogaflows, zu bestimmten Themen vor. Während meiner Schwangerschaften entstanden im Rahmen meines Unterrichts viele Fotos, anhand von liebevollen Grafiken werden all diese Asanas und Variationen nun im handlichen Kartenset dargestellt. Dieses Booklet und das beiliegende Kartenset sollen somit Schwangeren, aber auch Yogalehrerinnen, als Grundlage für die Erstellung von Yogaflows für die Schwangerschaft dienen, sie in den einzelnen Asanas bestärken und ihr Wissen vertiefen. Somit wünsche ich dir und deinem Baby im Bauch viele Momente der Freude und Entspannung beim gemeinsamen Yoga.

Namasté

Katharina

Grundlagen des Yoga für *Schwangere*

Richtig bewegen in der Schwangerschaft

Die altindische Gelehrtensprache Sanskrit, geschrieben in Devanagari-Schrift, und unsere deutsche Sprache gehören beide zur indoeuropäischen Sprachfamilie, somit ähneln sich manche Wörter wie zum Beispiel *ashta* und »acht« oder auch *mater* und »Mutter«. Sehr schön deutlich machen die gemeinsamen Wurzeln auch die Wörter: *hrt,* »Herz«, *nasa,* »Nase« und *tri,* »drei«. Es gibt aber auch Sanskrit-Wörter, die wir in den täglichen Sprachgebrauch aufgenommen haben, wahrscheinlich ohne dass uns hierbei bewusst ist, dass die Wörter aus dem Sanskrit stammen, so zum Beispiel »Dschungel«, »Orange«, »Lack« und »Pyjama« – Letzteres bedeutet einfach »Beinkleid«. »Yoga« hat auch dieselbe Wortwurzel wie unser deutsches Wort »Joch«, wie das Anjochen eines Zugtieres, und kann im Sanskrit sowohl »Vereinigung« als auch »Integration« bedeuten im Sinne von »anschirren« und »anspannen«, zum Beispiel der Seele an den Körper oder aber auch als Erkennen der Zusammenhänge der größeren Verbindungen: meine Seele, mein Körper, ich, du, wir, alle Lebewesen, die Welt, der Kosmos.

Die Bedeutung des Begriffes »Yoga«

Im *Yogasutra* des Patanjali wird der Begriff »Yoga« als ein Bewusstseinszustand definiert, in dem unsere Gedankenströme zur Ruhe finden. Da vor allem Hatha-Yoga für die Arbeit mit Schwangeren sehr weitverbreitet ist, möchte ich dir auch diesen Begriff genauer erklären:

Hatha-Yoga bedeutet im Sanskrit »Kraft«, damit soll die Anstrengung unterstrichen werden, die notwendig ist, um den Yogaweg zu gehen und sein Ziel zu erreichen. Keiner wörtlichen Übersetzung entstammt die aus dem Tantrismus übernommene Begriffsdefinition der Verbindung einander entgegengesetzter Energien für *ha:* »Sonne, heiß, männlich«, und *tha:* »Mond, kühl, weiblich«. Dennoch beschreibt diese Interpretation auch noch viele weitere Bereiche, die im Hatha-Yoga von Bedeutung sind: Einatmen und Ausatmen, Anspannen und Entspannen, vor und zurück, links und rechts, aktiv und passiv.

Oft wird geschrieben, dass Yoga in den 1970er-Jahren seinen Durchbruch im Westen hatte. Dies mag wohl für den amerikanischen Raum gelten, in Europa jedoch ist die Auseinandersetzung mit indischer Philosophie und Yoga bereits viel älter! Bereits Alexander der Große wurde vom griechischen Philosophen Aristoteles unterrichtet und 327 vor Christus erreichte sein Indienfeldzug das heutige Pakistan. Indien war für die Griechen im 4. Jahrhundert vor Christus ein halblegendäres Land und der Wissensaustausch zwischen Griechenland und Indien ging weit über ein rein künstlerisches Verständnis hinaus. Es wurden auch Philosophien und Körpertechniken übermittelt. Denke nur einmal an die Position »Kerze« im Turnunterricht und an die Yoga-Asana »Schulterstand«. Na, entdeckst du die Gemeinsamkeit? *Asana* bedeutete jedoch zunächst nur »erdende Position« und war Teil der Meditation. Viele der heutzutage bekannten Asanas entstanden erst im Laufe der letzten 50 Jahre, aber natürlich gibt es auch alte, originale Asanas, die sogar noch im Yoga für Schwangere praktiziert werden. Das vorrangige Ziel all dieser Asanas war stets, den Körper so zu kräftigen und zu mobilisieren, dass er möglichst beschwerdefrei über einen längeren Zeitraum im Meditationssitz verweilen konnte. Mit der Zeit erkannte man immer mehr die positiven Wirkungen der körperlichen Übungen auf das gesamte Wohlbefinden des Menschen. Die Asanas wurden weiterentwickelt und die körperliche Betätigung im Yoga bekommt auch in unserer Zeit einen immer höheren Stellenwert. Einen ersten Niederschlag findet diese Entwicklung in der Entstehung des hier vorgestellten Hatha-Yoga. Die *Hatha-Yoga-Pradipika*, ein Text aus dem 14. Jahrhundert, legte bereits Techniken dar, die den Körper als effektives Mittel zum Erreichen der existenziellen und spirituellen Ziele des Yoga einbeziehen, und diese sehen wir uns jetzt gemeinsam im weiteren Verlauf an.

Geschichte des Yoga für Schwangere

Die Zeit der Schwangerschaft ist unbestritten eine besondere Phase in deinem Leben, aber vielleicht auch geprägt von vielen Höhen und Tiefen. Das erhoffte permanente Glücksgefühl will sich manchmal nicht so recht einstellen, und kommen dann auch noch körperliche Probleme hinzu wie Schmerzen im Rücken, Wasseransammlungen in den Händen und Beinen, Übelkeit und Schwindelgefühl, so wird die erhoffte schönste Zeit im Leben einer Frau schnell einmal zu einer Qual, die nicht zu enden scheint. Dein Körper und deine Bedürfnisse verändern sich im Laufe der Schwangerschaft, du durchlebst von Woche zu Woche hormonelle Schwankungen, dein Becken weitet sich, deine Bauchorgane müssen sich mit immer weniger Platz zufriedengeben, wodurch wiederum deine Verdauung träger werden kann und du dich vielleicht müde und energielos fühlst.

Beginnst du dich jedoch regelmäßig zu bewegen, führst du bewusste Atemübungen aus und beginnst du deinen Körper auch während der Schwangerschaft mit Übungen, angepasst an die jeweiligen Bedürfnisse der einzelnen Schwangerschaftswochen, zu dehnen und zu kräftigen, werden diese körperlichen Veränderungen nicht zu Schmerzen führen. Dein Rücken wird gekräftigt sein, deine Schultern, dein Nacken und deine Gelenke werden geschmeidiger. Wasseransammlungen und Trägheitsgefühle werden erst gar nicht erscheinen und auch innere Ängste werden vermindert. Du wirst deinen Körper besser kennenlernen, einen guten Kontakt zu deinem Baby aufbauen können und dich fit für die Geburt fühlen. Selbst dein Baby wird durch die sanften Übungen optimal mit sauerstoffreichem Blut versorgt und profitiert aufgrund der meditativen, entspannenden Elemente der Übungen in Wachstum und Gesundheit.

Als Yogalehrerin durfte ich bereits seit 2009 Frauen in Einzel- und Gruppenstunden während ihrer Schwangerschaft und auch noch viele Monate nach der Geburt begleiten, und immer wieder stelle ich erneut fest, dass die regelmäßigen Yogaübungen sie körperlich und psychisch gestärkt haben und die Geburten leichter und schneller vonstattengingen.

Wie sollte ein guter Yogaflow für Schwangere also aufgebaut sein, um genau diese wunderbaren Ziele zu erreichen?

Du solltest dich vor dem Übungsbeginn immer körperlich fit fühlen. Müde sein ist erlaubt, auch Rückenschmerzen und Ischiasprobleme sind kein Hinderungsgrund, schließlich sollst du dich dann ja bewegen, aber es dürfen vor oder während des Übens keine starken, stechenden Schmerzen vorhanden sein. In diesem Fall wäre es besser, die Übung abzubrechen und durch eine sanftere zu ersetzen.

Die Yogaübungen sollten dich, abgestimmt auf deine Bedürfnisse, in den einzelnen Schwangerschaftswochen (SSW) begleiten und unterstützen. Wähle also keine Asanas, die dir von Anfang an zu schwierig oder zu kompliziert erscheinen. Die Schwangerschaft ist nicht die richtige Zeit, um einen Handstand zu erlernen. Übe deinem jeweiligen Level und deinem momentanen Befinden entsprechend.

Du findest bei den Yogaübungen viele Variationen, denn eine kleine Veränderung kann während der Schwangerschaft plötzlich eine viel bessere Wirkung haben oder dir eine bestimmte Haltung vielleicht sogar erst ermöglichen. Wenn du zum Beispiel keine Seitbeuge im Sitzen ausführen kannst, dann suche die Karten einmal durch, du wirst sicher eine ganz ähnliche Übung im Stehen finden.

Während der Schwangerschaft hast du bis zu zwei Liter mehr Blut im Körper, dies kann bei Umkehrhaltungen zusätzlich zu Schwindelgefühl führen. Daher sollten diese Positionen nur kurz gehalten werden. Übungen, die den positiven Schwangerschaftsverlauf gefährden würden, sind unbedingt zu unterlassen, und gerade im dritten Trimester sollten auch immer mehrere geburtsvorbereitende Atemübungen und Asanas sowie Entspannungsübungen in deinem Flow dabei sein.

Dein Beckenboden – ständiger Begleiter im Yoga

In meinen Kursen erzählen mir Teilnehmerinnen immer wieder, dass sie Probleme damit haben, ihren Beckenboden wahrzunehmen. Vielleicht geht es dir genauso oder du gehst sogar davon aus, dass dies nur mit sehr schwierigen, komplizierten Übungen möglich ist. Ich persönlich fand es seltsam, während der Schwangerschaft meinen Beckenboden im Sitzen wahrzunehmen, da hier ja durch das Gewicht des Babys schon sehr viel Druck darauf lastet, daher habe ich die klassischen Beckenbodenübungen einfach in die Seitenlage verlegt. Vielleicht klappt das für dich auch? Denn du solltest dich in der Schwangerschaft wirklich mit deinem Beckenboden anfreunden, ihn kennenlernen, ihn aktiv in deine Yogaübungen einbeziehen und verstehen, dass dies so leicht sein kann wie das Bewegen deiner anderen Körpermuskeln. Gerade während der Schwangerschaft bietet es sich an, sanft in die Anspannung und Entspannung dieses wichtigen Muskels hineinzuspüren, da somit Problemen nach der Geburt vorgebeugt werden kann. Während der Schwangerschaft hat der Beckenboden eine tragende Rolle in Bezug auf deine Bauchorgane und deine Gebärmutter. Während der Geburt ändert sich das, der Beckenboden muss sich nun plötzlich öffnen, um den Austritt deines Babys zu ermöglichen. Nach der Geburt soll der Beckenboden wieder zurück in seine Haltefunktion kommen, um erneut deinen Bauchorganen und hierbei vor allem deiner Harnblase Stabilität zu gewährleisten. Denn neben seiner tragenden Rolle hat der Beckenboden eine weitere wichtige Funktion: Beim Wasserlassen öffnet er die Harnröhre und verschließt sie auch wieder. Damit dieser Verschluss auch wirklich sicher ist und nicht zum Beispiel beim Lachen, Husten oder Pressen undicht wird, muss der Beckenboden ebenfalls kräftig sein. Dieses Hin und Her vor, während und nach der Geburt erfordert eine unglaubliche Elastizität im Beckenboden. Je besser du nun bereits während der Schwangerschaft lernst, den Beckenboden bewusst anzuspannen, aber auch zu entspannen, umso leichter erfolgt die Rückbildung nach der Geburt. Es gibt also gute

Gründe fürs Beckenbodentraining und im Yoga können wir bei vielen Übungen bewusst zum Beckenboden hinspüren und ihn aktiv halten.

Die Übungen sind in vier Bereiche eingeteilt, die sich jeweils am Fortschreiten der Schwangerschaft orientieren. So sind die Übungen 1 bis 25 während der gesamten Dauer der Schwangerschaft zu empfehlen, die Übungen 26 bis 50 sind für das erste Trimester geeignet, die Übungen 51 bis 75 richten sich an Schwangere im zweiten Trimester und die Übungen 76 bis 100 sind auf die Bedürfnisse von Schwangeren im dritten Trimester ausgerichtet. Mehr dazu findest du im Kapitel »Unterteilung in Trimester«. Die folgenden Übungen eignen sich besonders, um den Beckenboden zu spüren. Probiere Sie gern einmal aus:

- Übungen im Vierfüßlerstand: 13, 14, 15, 81, 82
- Übungen in der Seitenlage: 17, 18
- Übungen in der Rückenlage: 43, 59, 92, 93
- Übungen im Sitzen: 30, 38, 58, 85, 86

Atemübungen für Schwangere

Unsere Fähigkeit zu atmen spielt in unserem Leben eine zentrale Rolle, von unserem ersten Schrei nach der Geburt bis hin zu unserem letzten Atemzug. Während der Schwangerschaft werden wir uns dessen noch bewusster. Spätestens wenn die ersten Anzeichen der Kurzatmigkeit erscheinen, fragen wir uns: Wie funktioniert unsere Atmung eigentlich? Dieser lebenswichtige Vorgang in unserem Körper passiert einfach, tagtäglich läuft er automatisch ab, und dann bleibt uns plötzlich die Luft weg, wenn wir aufstehen oder einige Treppenstufen hochsteigen. Hast du zuvor jemals bemerkt, dass du deine Atmung im Alltag nicht bewusst steuerst? Auch wenn wir sie willentlich beeinflussen können, wäre es ja ganz furchtbar, wenn wir ständig ans Ein- und Ausatmen denken müssten. Etwa sechs Liter Luft atmen wir pro Minute ein und aus. Aber was geht eigentlich zwischen dem Ein- und Ausatmen der Luft vor sich?

Durch die Nase oder den Mund ziehst du Luft aus deiner Umgebung ein, vorbei an Kehlkopf und Stimmbändern gelangt sie über die Luftröhre in die Lunge mit ihren Bronchien und Alveolen. Dort findet dann der sogenannte Gasaustausch statt. Sauerstoff aus der Luft wird vom Blut aufgenommen, Kohlendioxid als Abfallprodukt von Stoffwechselvorgängen an die Atemluft abgegeben.

Beim Einatmen dehnt sich deine Lunge auf und füllt sich mit Luft, dafür braucht deine Lunge Platz. Damit das möglich ist, ist dein ganzer Körper anatomisch darauf eingerichtet: Die an der Atmung beteiligten Muskelgruppen, unter anderem Zwerchfell und Zwischenrippenmuskulatur, ermöglichen einerseits ein Heben deines Brustkorbes, dadurch kann sich deine Lunge nach oben und vorn ausdehnen, und auf der anderen Seite sorgt eine Kontraktion des Zwerchfells dafür, dass auch nach unten Platz gemacht wird und deine Lunge diesen Platz ebenfalls ausfüllen kann. Das Zwerchfell, das Bauchraum und Brustraum voneinander abgrenzt, macht bei richtiger Atmung, also der Bauchatmung, übrigens etwa 80 Prozent des Atemvolumens aus. Während der Schwangerschaft fehlt deiner Lunge von Woche zu Woche aber plötzlich der Platz für diese tiefe Atmung.

Gleich zu Beginn deiner Schwangerschaft kommt es zusätzlich zu einer Anpassung von Atmung und Herzarbeit an die Bedürfnisse des ungeborenen Babys und der Plazenta.

Deine Atemtiefe und dein Atemvolumen steigern sich also von Anfang an, dennoch ist dein Atempuffer, aus dem bei Sauerstoffnot noch Sauerstoff geschöpft werden kann, aufgrund des Zwerchfellhochstandes durch die wachsende Gebärmutter um durchschnittlich 20 Prozent verringert. Bewusste Atem- und Yogaübungen können dir dabei helfen, deine Atemhilfsmuskulatur besser einzusetzen und Kurzatmigkeit zu vermeiden.

Pranayama bedeutet im Sanskrit übersetzt »die Atem- oder Lebensenergie *(prana)* im Körper lenken«. Dies beruht auf der indischen Vorstellung, dass unser ganzer Körper von Energiekanälen, den sogenannten *Nadis,* durchzogen ist. Diese wiederum münden in den Energierädern, den *Chakren,* die unseren gesamten Körper beleben. Es gibt im Hatha-Yoga drei Grundtypen der Atmung: Schlüsselbeinatmung (oberflächlich), Brustatmung (mittel) und Bauchatmung (tief). Eine volle Yogaatmung vereint alle drei Atembewegungen. Sie beginnt mit einem tiefen Atemzug in den Bauch und setzt die Einatmung über Brust und Schlüsselbein fort. Aufgrund von Stress und falschen Gewohnheiten atmen viele Schwangere zu flach, durch die tiefe Bauchatmung wird jedoch wieder mehr Sauerstoff aufgenommen, es kommt mehr Energie zum Gehirn und die Bauchorgane bekommen eine gute Massage. Die schrittweise Entwicklung der vollen Yogaatmung kann sehr gut in die einzelnen Yogaübungen oder in die Flows eingebaut werden, und Atemübungen sind eine ideale Geburtsvorbereitung! Hier einige Beispiele, die du auch gut mit folgenden Asanas aus dem Kartenset kombinieren kannst: 1, 5, 8, 76, 88.

Die Schmetterlingsatmung – Citrapatangah Etana

Setze dich aufrecht und bequem hin. Falte deine Hände vor dem Brustkorb. Strecke mit der Einatmung deine Arme hoch, senke mit der Ausatmung deine Arme sanft zur Seite hin ab. Kombiniere hierbei Bewegung und Atmung ganz bewusst: Atme durch die Nase ein, ziehe deine Fingerspitzen und deine Nasenspitze hoch, dein Körper ist ganz aktiv. Atme lang und tief durch den Mund aus und entspanne Arme, Schultern, Nacken und Becken; alles ist locker und leicht. Wiederhole diese Atemübung fünf- bis sechsmal, ohne dabei zu schnell zu werden. Atme ein, zähle eins, zwei und drei. Atme aus, zähle eins, zwei und drei. Lege dann deine Hände auf deinem Babybauch ab und spüre für einige tiefe Atemzüge nach.

Atemübung Herz öffnen – Anahata-Flow

Setze dich aufrecht und bequem hin. Bringe deine Fingerspitzen zum Herzzentrum. Mit der Einatmung durch die Nase öffne deine Arme ganz weit. Hebe hierfür auch deinen Kopf sanft an, ziehe die Schulterblätter hinter deinem Rücken zueinander, spreize deine Finger. Mit der Ausatmung durch den Mund bringe dein Kinn Richtung Brustkorb und deine Fingerspitzen wieder zum Herzzentrum. Wiederhole diese Atemübung fünf- bis sechsmal, ohne dabei zu schnell zu werden. Atme ein, zähle eins, zwei und drei. Atme aus, zähle eins, zwei, drei, vier, fünf und sechs. Lege dann deine Hände auf deinem Babybauch ab und spüre für einige tiefe Atemzüge nach.

Atemübung Liebe und Hingabe – Bhakti-Flow

Setze dich aufrecht und bequem hin. Bringe deine Fingerspitzen zum Herzzentrum. Mit der Einatmung durch die Nase öffne deine Arme ganz weit. Hebe hierfür auch deinen Kopf sanft an, ziehe die Schulterblätter hinter dem Rücken zueinander, spreize deine Finger. Mit der Ausatmung durch den Mund bringe dein Kinn Richtung Brustkorb und deine Handflächen bis zu deinen Schulterblättern. Du kreuzt dabei die Arme und umarmst dich damit selbst. Atme von hier weg wieder ein, öffne deine Arme ganz weit und mit der Ausatmung bringe erneut deine Handflächen bis zu den Schulterblättern. Wiederhole diese Atemübung fünf- bis sechsmal, ohne dabei zu schnell zu werden. Atme ein, zähle eins, zwei und drei. Atme aus, zähle eins, zwei, drei, vier, fünf, sechs, sieben, acht und neun. Lege dann deine Hände auf deinem Babybauch ab und spüre für einige tiefe Atemzüge nach.

Tönen – AOUM

Als eine Erweiterung des Atmens kann das Tönen im Hatha-Yoga aufgefasst werden. Da Mund und Beckenboden reflektorisch miteinander verbunden sind, gelten die Tönübungen auch als bewährte Geburtsvorbereitung und können sogar direkt bei der Geburt angewendet werden, um die Öffnung des Muttermunds und Wehenschmerzen zu erleichtern. Das wohl berühmteste Mantra in diesem Zusammenhang ist die Silbe OM, auch AUM geschrieben. Die drei Buchstaben stehen für die drei Bewusstseinsebenen: A für das Wachbewusstsein, U für das Traumbewusstsein und M für den Zustand des Tiefschlafes. Die Vibrationen der einzelnen Bereiche wirken positiv auf die jeweiligen Körperregionen. Wir atmen zu Beginn jeweils tief ein und mit der Ausatmung singen beziehungsweise tönen wir für drei Runden die einzelnen Buchstaben:

A: Strecke deine Arme hoch über den Kopf und senke sie während des Tönens über die Seiten ab.

O: Bilde mit den Armen einen Kreis vor deinem Babybauch und senke sie während des Tönens ab, als würdest du eine große Energiekugel vor deinem Babybauch zeichnen.

U: Lege deine Hände auf den Unterbauch und streichle während des Tönens sanft über deinen Babybauch.

M: Lege deine Handflächen auf deinen Kopf, schließe deine Augen und spüre während des Tönens, wie sich dein ganzer Körper entspannen kann.

Meditationen für die Schwangerschaft

Yoga kann dir während der Schwangerschaft helfen loszulassen. Du kannst dich von belastenden Gedanken des Alltags befreien, Stress und Hektik beiseiteschieben und dich ganz mit deinem ungeborenen Baby verbinden. Willst du diesen losgelösten Zustand erreichen, bedarf es jedoch regelmäßiger Übung und zusätzlich zu den Asanas bieten sanfte Meditationen eine ideale Ergänzung zur Geburtsvorbereitung. Jede Meditation beginnt mit einem Nach-innen-Richten der Gedanken. Schließe dafür deine Augen und sammle deine Konzentration auf einen inneren Punkt zwischen den Augenbrauen, auch als Ajna Chakra oder drittes Auge bezeichnet. Ziel ist es, dich von aller Unruhe und allen störenden Gedanken zu befreien und somit einen Zustand zu erreichen, der im indischen als *Samadhi* bezeichnet wird – ein Zustand der Befreiung, der Ruhe und Glückseligkeit.

Baby-Meditation – Sisu Dhyana

Setze dich bequem hin und lege die Hände auf deinem Babybauch ab. Beobachte sanft deinen Atem.

Du atmest ein, Bauch und Brustkorb heben sich. Du atmest aus, Brustkorb und Bauch senken sich. Fühle, wie sich gemeinsam mit deiner bewussten Atmung auch deine Gedanken beruhigen.

Spüre nun gedanklich zu deinem Baby in deinem Bauch. Sende ihm Liebe und Wärme. Vertraue ihm ruhig einmal all deine Geheimnisse an, deine Ängste und Sorgen. Teile deinem Baby aber auch mit, dass all das nichts mit ihm zu tun hat. Es kann in Ruhe wachsen und sich auf die Welt freuen. Teile deinem Baby auch mit, worauf du dich freust, welche Hoffnungen du an die gemeinsame Zeit hast. Lasse dir hierfür ruhig einige Minuten Zeit, vielleicht magst du dabei entspannt Musik hören. Atme dann wieder tiefer und bewusster ein und aus. Verabschiede dich langsam von diesem gemeinsamen Gedankenaustausch. Lasse die Augen noch geschlossen und reibe deine Handflächen aneinander. Lege nun die warmen Handflächen auf deine geschlossenen Augenlider, die Finger auf Schläfen und Stirn. Entspanne deine Augen noch für einen Moment. Dann atme wieder tief ein, richte deine Wirbelsäule auf und senke mit der Ausatmung deine Hände langsam ab. Öffne deine Augen und starte voller Zuversicht in den weiteren Tag.

Meditation mit Visualisierung – Bhavana Dhyana

Tagtäglich denkst du in Bildern, und das beeinflusst deinen Körper mehr, als dir vielleicht bewusst ist. Die meisten dieser Bilder wählst du übrigens ganz intuitiv. Bewusst gewählte positive Gedankenbilder können jedoch auch körperliche Verspannungen lösen und deine Stimmung heben. Dein Unterbewusstsein ist also sehr gut über Bilder ansprechbar, und dies kannst du auch für die Geburtsvorbereitung nutzen. Stellst du dir das Öffnen deines Muttermundes oder die Reise deines Babys durch den Geburtsweg vor, kannst du diesen Verlauf positiv beeinflussen. Und vielleicht kann ich dir helfen, ein geeignetes Bild dafür zu finden: Setze dich bequem auf deine Yogamatte oder auch einfach zu Hause an deinen Lieblingsplatz. Schließe deine Augen und wähle in Ruhe ein Bild, das dir persönlich bei der Geburt helfen kann, dich zu entspannen. Das kann das Bild einer Wolke, eines Baums oder einer Lotusblüte sein, die sich langsam öffnet. Wählst du die Lotusblüte, stelle dir zunächst die Knospe vor, die sich langsam öffnet, nimm die Schönheit der Blüte bis ins kleinste Detail wahr. Das kann dir während der Presswehen helfen, den Muttermund zu öffnen. Du kannst dir aber auch in eigenen Bildern vorstellen, wie die Geburt positiv ablaufen wird, dies hilft dir, dich auf die Geburt vorbereitet zu fühlen. Stelle dir vor, wie du gebärst, welche Positionen du einnehmen möchtest und wie dich jede Wehe in Wellen deinem Ziel näherbringt. Stelle dir vor, wie sich das Baby durch den Geburtsweg bewegt und erfolgreich auf die Welt kommt. Auch die Vorstellung, dass du dein Baby bereits im Arm hältst und die Geburt vorbei ist, kann Glückshormone im Körper produzieren. Spüre, wie sich das Baby an dich schmiegt, nimm wahr, dass es ihm gut geht. Betrachte in Gedanken sein kleines Wesen, sein Körperchen, sein kleines Köpfchen und seine kleinen Hände, Finger, Füßchen und Zehen. Verweile so lange du möchtest in diesem harmonischen Bild.

Meditation mit Affirmationen – Vikalpa Dhyana

Macht dir der Gedanke an die nah bevorstehende Geburt Angst? Den meisten Schwangeren geht das so, auch ich hatte vor meiner ersten Entbindung des Öfteren die Sorge, ob ich das alles wirklich so gut umsetzen kann. Stell dir vor, eine Yogalehrerin, die sich auf Yoga für Frauen in der Schwangerschaft spezialisiert hat, fleht dann nach einer PDA (Periduralanästhesie zur Linderung der Schmerzen beim Geburtsvorgang) oder kann den Schmerzen einfach nicht standhalten. Ich wusste einfach zu gut von meinen Teilnehmerinnen, dass bei einer Entbindung auch einmal alles anders kommen kann als gedacht, und das hätte bei mir, trotz all dem Yoga, genauso sein können. Aber dann verlief alles gut, die Yogaübungen hatten mich gekräftigt, die Lage meines Babys war ideal und ich konnte durch die verschiedensten stehenden und hockenden Positionen in Kombination mit einer tiefen Atmung und dem mental stärkenden Bild einer aufblühenden Lotusblüte meine erste Tochter fast (!) locker-leicht auf die Welt bringen. Bei der Geburt meines zweiten Kindes fühlte ich mich viel selbstsicherer, ich wusste umso mehr, dass meine eigene Yogapraxis und meine bevorzugten Übungsabläufe mich auf die Anforderungen während der Geburt vorbereitet hatten. Und ich war auch mental besser vorbereitet.

Folgende Affirmationen haben mir die Angst vor und während der Wehenschmerzen genommen. Baue sie doch mal in deine nächste Mediation oder in deinen nächsten Tagtraum mit ein:

»Wehen sind nichts anderes als Muskel-Arbeitsschmerzen.«

»Diese Muskelarbeit ist notwendig, um mein Baby in die Welt zu begleiten.«

»Mein Baby taucht mit seinem Kopf mit jeder Wehenwelle weiter auf.«

»Ich kann mein Baby auf die Welt bringen.«

»Es gibt Millionen von Menschen auf der Welt, alle wurden sie geboren.«

»Ich bin ganz gelassen, ich kann loslassen, zulassen, geschehen lassen, die Geburt zulassen.«

»Ich verzweifle nicht an dem Schmerz, ich nehme ihn als Welle wahr, die kommt und geht.«

»Der Wehenschmerz gibt mir Kraft, um weiterzuatmen.«

»Jede Wehe bedeutet: Mein Baby ist gleich da.«

»Ich liebe mein Baby und gemeinsam schaffen wir das!«

»Ich kann gebären.«

So funktionieren *die Yogakarten*

Gestaltung von Übungsabfolgen

Als Schwangerschaft bezeichnen wir den Zeitraum zwischen Befruchtung der Eizelle und Entbindung deines Kindes. Dennoch ist es für dich vielleicht verwirrend, wie lange diese Zeit nun dauern wird. Ärztinnen und Hebammen berechnen den Beginn der Schwangerschaft nämlich bereits vom ersten Tag der letzten Periode, der üblicherweise bereits zwei Wochen vor dem Eisprung liegt. Obwohl du natürlich zu diesem Zeitpunkt noch gar nicht schwanger warst. Da die meisten Frauen den genauen Zeitpunkt ihres Eisprungs nicht kennen, rechnet man von einem Punkt aus, der meist genau bestimmt werden kann. Der Entbindungstermin deines Babys wird also mit 280 Tagen ab dem ersten Tag der letzten Periode berechnet. Die Anzahl der Tage entspricht einer Gesamtzeit von 40 Wochen. Aber natürlich ist der errechnete Entbindungstermin nur ein Schätzwert. Nur 5 Prozent aller Babys werden exakt am errechneten Termin geboren. Immer wieder habe ich Teilnehmerinnen in meinen Kursen, die nach dieser Berechnung bereits in der 42. SSW wären, sich aber noch sehr fit fühlen. Meist erfolgt die Entbindung hier auf ganz natürliche Weise am Abend nach der Yogaeinheit oder am nächsten Morgen.

Dass die Schwangerschaft in sogenannte Trimester unterteilt wird, hast du sicher schon gehört, aber kennst du auch den Begriff »Trimenon«? Der Begriff kommt aus dem Lateinischen für *tri,* »drei«, und *mensis,* »Monat«. Ein Trimenon beziehungsweise Schwangerschaftstrimester dauert in etwa drei Monate, jedoch beträgt der Zeitrahmen einer Schwangerschaft nicht genau neun Monate, da nicht jeder Kalendermonat mit 30 oder 31 Tagen exakt vier Wochen, also 28 Tage, umfasst. Wir nehmen zur Vereinfachung jedoch Monate zu jeweils vier Wochen an, sogenannte Mondmonate, die ein bis zwei Tage kürzer als astronomische oder kalendarische Monate sind. Deine Schwangerschaft dauert demnach zehn Mondmonate statt neun Kalendermonate. Das Alter deines Babys in deinem Bauch beträgt effektiv also etwa zwei Wochen weniger als deine offizielle Schwangerschaftswoche. Deine Gefühlswelt wird während dieser zehn Mondmonate meist ganz schön durchgerüttelt. Du wirst vor neue Herausforderungen gestellt, musst neue Prioritäten setzen. Deine Schwangerschaft bedeutet also meist eine körperliche, emotionale und seelische Neufindung. Yoga kann dir hierbei helfen, einen klaren Kopf zu bewahren und dich zu zentrieren.

Anders als viele meiner Yogakolleginnen unterteile ich die Schwangerenyoga-Klassen nicht in Trimenon oder Trimester, denn in meiner jahrelangen Berufserfahrung mit schwangeren Frauen fiel mir auf, dass die Bedürfnisse von Frauen im ersten Trimester und im dritten Trimester oft sehr ähnlich sind. Sie wünschen sich meist ruhige Asanas, die den Kreislauf stabilisieren und die Atmung vertiefen. Frauen im zweiten Trimester fühlen sich meist fitter, sie lieben bewegte Durchgänge, bemerken aber auch schon durch die Beckenweitung leichte Rückenschmerzen oder schwere Beine. Da auch Frauen mit Yogaerfahrung von sanften Asanas profitieren, unterteile ich die Gruppen auch nicht in Teilnehmerinnen mit und ohne Yogaerfahrung, sondern in sanfte und reguläre Einheiten. Somit kann jede Teilnehmerin selbst entscheiden, ob ihr an diesem Tag kräftigende oder ruhige Asanas helfen können. Der Unterschied liegt hierbei meist nur in der Intensität. Wir können jede Asana noch sanfter mit der Atmung verbinden, uns mehr Pausen gönnen, länger nachspüren oder aktiver und weiter in die Dehnung gehen.

Dennoch gibt es allgemeine Hinweise zu den jeweiligen Trimestern und auf diese möchte ich hier ebenfalls eingehen.

Unterteilung in Trimester

Wenn du noch keinen Yogakurs besucht hast oder noch nicht so viel Erfahrung hast sammeln können, dann empfehle ich dir, immer zuerst mit Asanas und

Übungen aus dem dritten Trimester anzufangen. Das mag jetzt für dich seltsam wirken. Warum denn mit dem dritten Trimester und nicht mit dem ersten Trimester? Geübte Yoginis kennen den klassischen Sonnengruß bereits, für sie ist die Kombination aus Einatmung, Ausatmung, Vorwärtsbeuge, Schritt zurück, Kopf runter, Kopf hinauf und so weiter nichts Neues. Für dich als Anfängerin kann dies aber zu viel werden, und falls dir der Sonnengruß, den ich für das erste und zweite Trimester vorschlage, also zu anstrengend ist, mach es dir doch zu Beginn leichter. Die Asanas und Übungsabfolgen im dritten Trimester sind viel sanfter. Wenn du dich bei diesen Übungen wohlfühlst, kannst du mit Übungen aus dem ersten Trimester weitermachen und dann zu Übungen im zweiten Trimester wechseln. In den letzten fünf Wochen vor dem Geburtstermin führe jedoch nur noch Übungen aus dem dritten Trimester aus. Viele der im Kartenset vorgestellten Asanas können also auch im ersten oder zweiten Trimester ausgeführt werden; die hier vorgegebenen Bereiche sind Vorschläge aus meiner Unterrichtserfahrung.

Asana-Familien

Wenn wir heutzutage sagen: »Ich gehe jetzt zum Yoga«, ist das eigentlich eine sehr ungenaue Aussage, denn Yoga umfasst so viel mehr, als wir in 60 bis

90 Minuten praktizieren können. Eigentlich sollten wir sagen: »Ich gehe jetzt mal kurz Pranayama und Asanas praktizieren.«

Das Wort *asana* entspringt der Sanskritwurzel *as* und bedeutet »sitzen«. In den alten Yogaschriften steht, dass es sich bei *asana* vorerst um eine erdende Sitzhaltung handelte, in der man angemessen für die Meditation saß. Da der Körper als Hülle des Geistes betrachtet wurde, entwickelten sich mit der Zeit immer mehr Asanas, in denen die Yogis und Yoginis Tiere, Götter oder Pflanzen nachahmten, um deren Kräfte und Schönheit zu erlangen. Mittlerweile haben wir so eine große Fülle an Asana-Namen, dass wir sie grob unterteilen können in Namen, die sich auf indische Gottheiten beziehen, Namen aus der Tier- und Pflanzenwelt, Namen für Möbelstücke und Objekte, Namen aus der Geometrie und zuletzt Namen, die Körperteile beinhalten. All diese Namen erzählen Geschichten oder geben uns Hinweise über die Entwicklung des Yoga und der damit verbundenen Philosophie. Das höchste Ziel im Yoga war jedoch stets, durch das lange Halten dieser Positionen die Beruhigung der Gedanken zu unterstützen und die Vereinigung von Körper, Geist und Seele zu erreichen. Durch die gehaltenen Körperstellungen sollte ein Bewusstsein für den eigenen Körper entstehen. In einem Abschnitt des Yogasutra heißt es: »Sthira Sukham Asanam.« *Sthira* bedeutet »stabil und fest, standhaft und kraftvoll«, wird aber auch oft mit »bewegungslos« und »still« gleichgesetzt. *Sukha* steht für »angenehm und leicht« und fördert das Wohlgefühl. *Sthira* und *Sukha* ergänzen sich damit ähnlich wie das chinesische Yin und Yang oder das bereits besprochene *ha* und *tha* in der Bezeichnung »Hatha-Yoga«.

Übersetzt heißt das Zitat auch: »Durch die Praxis mit Kraft *(sthira)* und Gelassenheit *(sukham)* entsteht Harmonie im physischen Körper.« So gibt es Asanas, die die Rumpfmuskulatur stärken, und jene, die die Atmung verändern oder vertiefen. Alle Asanas wirken jedoch beruhigend auf den Körper und machen uns als Yogapraktizierende sensibler für unsere Bedürfnisse. So sind wir in der Lage, bei einer Krankheit die Symptome früher wahrzunehmen oder auch unser Verhalten im Alltag besser zu reflektieren. Dies kommt gerade Schwangeren besonders zugute. Heutzutage gibt es über 2000 verschiedene Asanas, die meisten davon sind moderne Variationen von altbewährten Körperhaltungen und je nach Yogatradition und Yogaschule können schon einzelne leichte Veränderungen der Asana einen neuen Namen und einen neuen Fokus geben. Die meisten davon entstehen dennoch aus den Hauptebenen: Sitzhaltungen, knieende Haltungen und solche aus dem Vierfüßlerstand, Haltungen in der Seitenlage, in der Rückenlage, in der Bauchlage und Standhaltungen. Hinzu kommen die Variationen: Umkehrhaltungen, armgestützte Haltungen, Haltungen, die das Gleichgewicht herausfordern, Vorbeugen, Rückbeugen, Seitbeugen und Drehungen, sogenannte Rotationen.

Im Rahmen eines Yogaflows für Schwangere versuchen wir alle diese Ebenen und Variationen einzubauen, nur auf die Haltungen in der Bauchlage sollten wir verzichten und nehmen daher Haltungen in der Seitenlage hinzu. Aber natürlich gibt es auch Asanas, die wie Geschwisterchen aneinanderhängen, sich ähnlich sehen oder häufig zusammen praktiziert werden. Zum Beispiel alle Drehsitzvariationen von *Ardha Matsyendrasana*, alle *Bhadrasana*-beziehungsweise Schmetterlings-Variationen oder Variationen von *Bharmanasana,* dem Vierfüßlerstand, der stets mit *Bitilasana,* der Kuh, und *Majariasana,* der Katze, kombiniert werden kann.

Eigene Sequenzen kreieren

Wie stellst du dir jetzt aber einen eigenen Flow zusammen? Beginne am besten mit Haltungen im Sitzen, diese sind meist einfacher. Suche dir hier vier, fünf Positionen unabhängig vom jeweiligen Trimester heraus, die dich ansprechen. Nun überlege, ob diese Asanas jeweils eine Seitbeuge, Vorbeuge, Rückbeuge, Rotation oder neutrale Stellung deiner Wirbelsäule beinhalten. Lege sie dir auch einmal in genau dieser Reihenfolge vor dir hin. Du wirst sehen: Allein mit diesen fünf Bewegungsmöglichkeiten deiner Wirbelsäule kannst du schon wunderbare erste Flows im Sitzen, im Vierfüßlerstand oder im Stehen kreieren.

Aber zu welcher Seite, mit welchem Arm und Bein sollst du die Abläufe beginnen? Eine feste Regel gibt es dafür nicht, gerade in der Schwangerschaft lasse dein Bauchgefühl entscheiden, mit welcher Seite du beginnen möchtest. In den Anleitungen des Kartensets starte ich immer mit der linken Seite, mit dem linken Arm und mit dem linken Bein. Dafür sprechen mehrere Gründe: Meist halten wir intuitiv die erste Seite etwas länger oder führen sie langsamer aus, da wir ja gerade erst starten. Links liegt deine Milz, diese ist schmerzunempfindlich und liebt es, ein wenig massiert zu werden. Rechts liegen deine Leber und deine Gallenblase, die mögen Druck nicht so sehr. In der flachen Rückenlage und auch in der rechten Seitenlage drückt deine Gebärmutter auf die untere Hohlvene, die linke Seitenlage ist daher zu bevorzugen. Im Yoga für Schwangere versuchen wir dennoch einen kurzen Ausgleich über die andere Seite. Viele Babys bevorzugen ebenfalls die rechte Seite, dies hängt mit deinen Organen, der Form deines Beckens und der Lage der Plazenta zusammen. Möchten wir deinem Baby im Bauch also mehr Platz gönnen, ist ein Starten zur linken Seite ebenfalls von Nutzen. Überlege dir bei mehreren Asanas immer, ob du eine Möglichkeit findest, fließend von einer Bewegung in die andere zu gelangen. Wenn dir das nicht gleich gelingt, baue Zwischenschritte ein. Vom Sitzen kommst du zum Beispiel auch gut über den Vierfüßlerstand ins Stehen oder in die Seitenlage und von dieser Position aus in die Rückenlage. Du kannst hierbei deiner Bewegungskreativität freien Lauf lassen, achte dabei jedoch auf deine eigenen körperlichen Grenzen und besprich ruhig auch mit deiner Hebamme oder Ärztin, dass du nun vorhast, Yoga zu praktizieren.

Worauf du achten solltest

Du kannst jederzeit mit Yoga starten, für ungeübte Yoginis empfehle ich aber vor allem die leichten Übungen zum rundum Wohlfühlen. Viele Frauen starten erst nach der 12. SSW mit Yoga, da hier das Fehlgeburtenrisiko sinkt oder weil sie davor mit Übelkeit und Unwohlsein zu kämpfen hatten. Sanfte Yogaübungen können in dieser Zeit jedoch schon eine Stütze bieten und bei Müdigkeit oder Stimmungsschwankungen Hilfestellung zur Harmonisierung bieten. Alle Asanas, die du im Kartenset findest, kannst du entsprechend deiner persönlichen Bedürfnisse modifizieren. Stellungen, die wir im klassischen Yoga in der Bauchlage ausführen, lassen sich auch oft in der Seitenlage oder im Stehen ausführen. Bei Atemübungen halte die Luft nicht an. Ganz allgemein solltest du zu große Anstrengung vermeiden und vor allem deine gerade Bauchmuskulatur nicht zu stark belasten.

Mentales Wohlbefinden

Viele Frauen stellen sich auch die Frage, ob ihnen – oder dem Baby – Yoga in der Schwangerschaft schaden könnte. Wenn du diesbezüglich unsicher bist, besprich bitte mit deiner betreuenden Ärztin oder deiner Hebamme, ob es Gründe gibt, weshalb du besser kein Yoga ausüben solltest. Gründe hierfür könnten zum Beispiel vorangegangene Fehlgeburten oder ein Bandscheibenvorfall sein. Ansonsten können dir vor allem sanfte Yogaübungen dabei helfen, Vertrauen in deinen Körper und deine Verbindung zu deinem Baby zu gewinnen. Dass sich Yoga während der Schwangerschaft positiv auf Mutter und Baby auswirkt, ist inzwischen mehrfach belegt. 335 schwangere Frauen zwischen 18 und 35 Jahren haben an der Studie teilgenommen. Die Ergebnisse zeigten, dass bei Frauen, die Yoga praktizierten, die Wahrscheinlichkeit, das Baby zu früh zu gebären, wesentlich geringer war. Die Yoginis hatten außerdem einen niedrigeren Blutdruck und durchschnittlich bessere fötale Wachstumsraten als Nicht-Praktizierende.

In einer weiteren Studie interessierten sich die Wissenschaftlerinnen dafür, ob Yoga einen förderlichen Effekt auf die Stimmung und den Cortisolspiegel hat. Dazu wurden schwangere Frauen vor und nach einer 90-minütigen Hatha-Yogaeinheit, speziell für Schwangere, untersucht. Hatha-Yoga wurde gewählt, da dieser Stil körperliche Übungen, Atemtechniken und Meditation miteinander verbindet. Die Wissenschaftlerinnen verglichen die Stimmung sowie den Cortisolspiegel am Tag der Yogastunde mit denjenigen an anderen Tagen, an denen die Frauen einer normalen Alltagsaktivität nachgingen. An den Yogatagen wurden sowohl ein tieferer Stresshormonspiegel gemessen als auch positivere Stimmung angegeben als an anderen Tagen. Direkt nach der Yogastunde erlebten die Frauen zudem weniger negative Gefühle, dafür deutlich mehr Zufriedenheit. Auch nach der Geburt zeigten die Frauen weniger depressive Symptome. Die Ergebnisse dieser Studie zeigen, dass Yoga in der Schwangerschaft nicht nur die aktuelle Stimmung hebt, sondern auch einer Wochenbettdepression vorbeugen kann. Du siehst, es gibt also viele gute Gründe, um sich nicht vor Yoga in der Schwangerschaft zu fürchten, sondern sich auf die sanften Übungen zu freuen, die in dieser besonderen Zeit besonders guttun.

Wie wir gerade gesehen haben, unterstützt Yoga Schwangere psychisch, indem es die Selbstwahrnehmung verbessert, Ängstlichkeit, depressive Verstimmungen vermindert und die Stresstoleranz erhöht. Diese positiven Wirkungen führen auch zu einer schmerzärmeren Geburt.

Hilfe bei körperlichen Beschwerden

Es kann aber auch zur Prophylaxe eingesetzt werden, zum Beispiel gegen Rückenschmerzen. Als Therapie bietet Yoga in der Schwangerschaft eine sichere und effiziente Option in allen Phasen der Schwangerschaft, so auch bei vielen Gestosen (Schwangerschaftsbeschwerden, deren Ursachen unklar sind) wie Bluthochdruck, vermehrte Eiweißausscheidung im Urin, Ödeme, Übelkeit, Erbrechen, Kopfschmerzen, Sehstörungen, Krampfanfälle, Schmerzen im rechten Oberbauch bis hin zur Gestationsdiabetes (Schwangerschaftsdiabetes). Wichtig sind die Auswahl und Anpassung der Yogaübungen an die individuelle Situation der Schwangeren. Gemäß dem Konzept der ayurvedischen Medizin werden auch die Yogaübungen als Therapie stets an die körperlichen Gegebenheiten der Schwangeren angepasst.

Die Asanas, die im ersten Trimenon geübt werden, kräftigen vor allem die Rumpf- und Beckenmuskulatur. Dadurch lassen sich Rückenschmerzen, die sich oft im Laufe der Schwangerschaft bemerkbar machen, vermeiden. Zudem werden Herz und Kreislauf trainiert und so auf die kommende Mehrbelastung vorbereitet. Im zweiten Trimester werden die Asanas etwas eingeschränkt, aber dennoch können noch einige geübt werden, also keine Sorge, dass du nun ganz anders praktizieren musst. Alle Übungen, die auf den Bauch drücken oder sehr kreislaufbelastend sind, werden nicht mehr in die Praxis einbezogen.

Kurz vor der Entbindung

Gegen Ende der Schwangerschaft steht beim Yoga die Geburtsvorbereitung im Vordergrund mit entspannenden und den Beckenboden dehnenden Übungen. In dieser Phase ist es besonders wichtig, dass du dich bei körperlichen Übungen nicht übernimmst. Beobachte dich stets selbst und versuche, jeder Überlastung, auch im Alltag, aus dem Weg zu gehen, um vorzeitige Wehen zu verhindern. Meine Kursteilnehmerinnen berichteten mir sehr oft, dass durch die Yogaübungen Müdigkeit und Übelkeit im dritten Trimester erst gar nicht mehr aufgekommen sind, dass sich Schmerzen im Lendenwirbelbereich sowie in den Halswirbeln und im Nacken gelöst haben, dass Wasseransammlungen in den Händen und Füßen verschwunden sind und auch, dass die Geburt ihrer Babys gut geklappt hat. Ich habe auch oft Teilnehmerinnen, die ebenfalls in der zweiten oder dritten Schwangerschaft meine Kurse besuchen, weil sie so begeistert sind von den positiven Wirkungen. Aber natürlich ist Yoga keine Garantie, dass eine Geburt wie im Lehrbuch abläuft; den konkreten realen Geburtsvorgang bestimmen sehr viele Faktoren. Yoga kann dich übrigens auch gut auf einen Kaiserschnitt vorbereiten; und sollte es bei der Entbindung zu Komplikationen kommen, bist du durch Yoga auch hierfür körperlich und mental gestärkt.

Eine gute Atmung beruhigt, senkt den Blutdruck und bereitet auf die Geburt vor. Ein gutes Beispiel ist die Tönungsübung. Im Yoga für Schwangere, wie auch in diesem Kartenset, sind außerdem ganz viele Gebärpositionen beinhaltet. Positionen wie die Hockstellung (87 und 88) oder der Unterarmstand (11) können dir am Geburtstermin helfen, das Kind in die richtige Gebärposition zu bringen und Schmerzen im unteren Rücken zu lindern. Die entspannteren Asanas verbessern auch deinen Schlaf und können dir Ängste vor der Geburt nehmen. Solltest du während der Schwangerschaft keinen geeigneten Geburtsvorbereitungskurs finden, ist Yoga sicher eine gute Stütze. In modernen Geburtsvorbereitungskursen lernst du aber viel mehr als »nur« das klassische »Hecheln«, die leitende Hebamme informiert dich über den genauen Geburtsablauf und dient auch als wichtige zusätzliche Ansprechpartnerin. Daher empfehle ich meinen Teilnehmerinnen stets, sich einen Geburtsvorbereitungskurs und eine Hebamme oder Doula zu suchen.

Ganz egal, ob du während deiner kompletten Schwangerschaft Yoga praktizierst oder nur in den letzten Monaten oder Wochen vor der Geburt – du wirst die positive Wirkung von Yoga auf Körper und Geist sowohl vor, während als auch nach der Geburt spüren.

Ich selbst habe noch am Tag vor der Entbindung eifrig meine Asanas praktiziert, einfach weil ich sehr motiviert war und mich total fit gefühlt habe. Meine Tochter Pauline kam innerhalb von drei Stunden und ohne jegliche Eingriffe auf die Welt und meine zweite Tochter Ronja sogar innerhalb von einer Stunde in der Geburtswanne. Beide Geburten waren für mich ein großartiges Geschenk. Von vielen meiner Teilnehmerinnen erfahre ich ebenfalls, dass ihre Babys noch am selben oder nächsten Tag nach einer ruhigen Yogastunde auf die Welt gekommen sind. Aber leider ist Yoga in der Schwangerschaft dafür keine Garantie und wenn du dich zu matt oder körperlich erschöpft fühlst, solltest du gegen Ende der Schwangerschaft lieber eine Pause einlegen und dich in aller Ruhe auf die Geburt und die schöne Zeit danach vorbereiten. Achte also stets auf dein Bauchgefühl und praktiziere nur Übungen, die dir guttun.

Nach der Geburt solltest du rund sechs bis acht Wochen abwarten, bevor du wieder mit Yoga beginnst. Auch hier ist es ratsam, zuerst das Okay von Hebamme oder Ärztin abzuwarten. Auch im Postnatal-Yoga habe ich die Erfahrung gemacht, dass sich vor allem erst die kleinen Babys an den Kursablauf und die ungewohnte Umgebung im Yogastudio gewöhnen müssen, deshalb empfehle ich gern einen sanften, liebevollen Einstieg sogar erst nach zwölf Wochen. Zu Hause in der gewohnten Umgebung kannst du aber schon früher mit ersten Rückbildungsübungen starten.

Was du fürs Yoga brauchst

Eigentlich brauchst du nur ein klein wenig Motivation. Statt einer fancy Yogaleggings und einem supermodischen Yogatop kann es auch einfach mal dein Pyjama sein – ist auch indisch, wie wir jetzt wissen. Statt einer Premium-Naturkautschuk-Yogamatte mit rutschfester weicher Mikrofaseroberfläche reicht meist einfach ein Teppich. Statt einem superstrong Cotton-Yogagurt tut es ein normaler Gürtel oder ein Tuch. Statt »supersize« Yogablöcken aus Kork kannst du auch dicke Bücher, Kisten oder einen Sessel nehmen und statt einem Meditationskissen aus Bio-Baumwolle in Größe XXL tut es auch dein Lieblingspolster.

Was brauchst du aber nun wirklich für die im Kartenset vorgestellten Asanas?

Ein bequemes Outfit ist immer ein guter Start: eine Hose, deren Bund dich am Bauch nicht einschnürt, ein T-Shirt, in dem du dich gut bewegen kannst, eine Yogamatte, wenn du möchtest. Sie hilft dir dabei, nicht so leicht mit den Händen und Füßen wegzurutschen. Ein Kissen oder eine eingerollte Decke, um dein Gesäß in sitzenden Positionen zu stabilisieren, ist ebenfalls empfehlenswert. Für einige Entspannungspositionen benötigst du sogar gleich mehrere Kissen, schnapp dir also alles, was du auf Bett und Sofa finden kannst. Ein stabiler Sessel, gegen die Wand gestützt, kann eine super Hilfe bei Vorbeugen oder Seitbeugen sein und ein Yogagurt, um Positionen besser halten zu können, und ein Yogablock, der dich noch besser stützt, ist wirklich meist keine schlechte Investition, und die aus Kork sehen ehrlicherweise schön aus. Aber wie gesagt, grundsätzlich reicht ein bisschen Motivation.

Finde deinen *richtigen Flow*

Flows für das erste Trimester

In dieser ersten Zeit (bis SSW 12) entwickelt sich dein Bauch-Wunder-Embryo sehr schnell. Für dich als Schwangere ist diese Zeit mit großen hormonellen Umstellungen verbunden. Bei mehr als der Hälfte aller Schwangeren kommt es zu häufiger Übelkeit, bei einigen auch zu Erbrechen. Das legt sich zum Glück aber im weiteren Verlauf der Schwangerschaft meist von selbst. Da deine Gebärmutter größer wird und anfängt, auf die Blase zu drücken, musst du vielleicht in diesem Stadium der Schwangerschaft häufiger als gewöhnlich auf die Toilette.

Mit Yoga beginnen

Als Yogaübende solltest du dir im ersten Trimester Ruhe gönnen und sanfte Asanas ausführen. Die sanfte Sonnengruß-Abfolge kann beispielsweise deinen Kreislauf stabilisieren. Da der Fötus (Bezeichnung ab der neunten SSW) noch sehr klein ist und die Gebärmutter im Becken ihn gut schützt, dürftest du in diesem Trimester auch noch auf dem Bauch liegen. Die meisten meiner Kursteilnehmerinnen würden dies aber von sich aus nicht ausführen, da zum Beispiel bei der klassischen Asana *Bhujangini* (Kobra) Druck auf den Unterbauch ausgeübt wird. Bewusste Atemübungen können die am

Beginn einer Schwangerschaft häufig auftretende Übelkeit lindern, jedoch solltest du auf anstrengendere Atemübung wie zum Beispiel die Feueratmung *Kapalabhati* und andere Atemtechniken mit pumpenden Bauchbewegungen verzichten.

Bei Morgenübelkeit

Die Morgenübelkeit im ersten Trimester wird meist durch das Hormon hCG (humanes Choriongonadotropin) ausgelöst. Es kann auch sein, dass dir plötzlich übel wird, wenn du bestimmte Gerüche riechst, zum Beispiel den Geruch von gebratenem Fleisch oder von Kaffee. Dies legt sich aber im weiteren Verlauf der Schwangerschaft meist von selbst, sobald sich die Hormonumstellung eingependelt hat. Atemübungen, sanft gleich morgens ausgeführt, helfen dir, gut aus dem Bett zu kommen. Welche Asanas können helfen?

- **2** *Muktasana Ardha Tan* – Der bequeme Sitz mit seitlicher Dehnung
  Hierbei weitest du deinen Rippenbogen und bekommst mehr Platz für eine volle und tiefe Atmung.

- **3** *Bharadvajasana* – Der sanfte Drehsitz
  Dabei kannst du ganz wunderbar deine Bauchorgane massieren.

- **25** *Udakta Bhujangini* – Die aufgerichtete Schlange
  Auch hier werden dein Brustkorb und dein Zwerchfell geweitet, das bedeutet erneut viel mehr Platz für einige bewusste Atemzüge, und deine Bauchorgane werden beruhigt.

Bei Stimmungsschwankungen

Viele Schwangere leiden aufgrund der veränderten Statik oder einer falschen Körperhaltung im Nacken und in der oberen Rückenpartie unter Verspannungen. Aber auch die Hormonumstellung und die oft damit verbundene Müdigkeit können Kopfschmerzen und Unwohlsein auslösen, dies wiederum führt mit all den neuen Anforderungen und Herausforderungen oft zu Stimmungsschwankungen. Die hier gezeigten sanften und bewährten Übungen können helfen, Verspannungen zu lösen und die Stimmung anzuheben. Am besten kombinierst du die Übungsabläufe immer mit einer bewussten Atmung. Welche Asanas können helfen?

- **1** *Muktasana* – Der bequeme Sitz
  Diese Sitzposition eignet sich sehr gut für Atemübungen und Meditationen und du kannst dabei ganz wunderbar zur Ruhe kommen.

- **6** *Bhadrasana II* – Der Schmetterling II
  Hier ist es in der Schaukelbewegung so gut wie unmöglich, nicht zu lächeln.

- **10** *Supta Padashtili* – Die Fußgelenkübung
  Auch hier bringt das Schütteln und Rütteln der Beine und Füße automatisch gute Laune.

- **12** *Balasana* – Die Stellung des Kindes
  Diese Position entspannt wunderbar und baut Stress ab.

- **36** *Adho Mukha Svanasana* – Der herabschauende Hund
  Manchmal ist es notwendig, den Kopf einfach mal für einen Moment hängen zu lassen, um danach wieder klarer und bewusster in den Tag zu starten.

- **39** *Anjaneyasana* – Der weite Sprung
  Diese Position stärkt deine Willenskraft und deine Zuversicht. Gönne dir hier jeweils einige tiefe Atemzüge und spüre, wie sich dein Herz weitet und mit jeder Ausatmung leichter und fröhlicher werden darf.

Mit Schwung in den Tag – Sonnengruß für Schwangere

Der Sonnengruß, der meist am Anfang einer Yogaeinheit geübt wird, ist unerlässlich als Vorbereitung auf viele weitere Asanas, er dehnt und wärmt den Körper auf. Hunderte von Muskeln werden während des Sonnengrußes eingesetzt. Er regt somit, schwungvoll praktiziert, das Herz-Kreislauf-System an. Der Sonnengruß ist keine Asana, sondern eine klassische Yoga-Übungsabfolge aus mehreren Asanas. Er beinhaltet zwölf Asanas, die den Lauf der Zeit von mittags bis Mitternacht und wieder weiter bis mittags symbolisieren. Am Morgen ausgeführt macht er aktiv und am Abend können blockierte Energien wieder freigesetzt werden. Für Schwangere ist er hier sanft variiert. Welche Asanas sind bei *Surya Namaskar* dabei?

- **24** *Tadasana Samasthiti* – Der betende Berg
  Atme ein und hebe deine Arme an, lege mit der Ausatmung die Handflächen aneinander und senke die Hände vor dein Herz.

- **50** *Urdhva Hastasana* – Der erhobener Berg
  Mit der nächsten Einatmung strecke deine Arme wieder lang.

- **44** *Padangustanasana* – Die gehaltene Vorbeuge
Mit der Ausatmung senke deinen Oberkörper ab, mit der Einatmung hebe ihn leicht an, mit der Ausatmung wieder ab.

- **13** *Bharmanasana* – Der Vierfüßlerstand
Mit der Einatmung steige mit dem linken Bein zurück und lege das Knie auf dem Boden ab, atme aus und platziere dein rechtes Knie daneben; du bist im Vierfüßlerstand.

- **14** *Bitilasana* – Die Kuh
Atme ein, überstrecke den Rücken in ein sanftes Hohlkreuz und richte den Blick nach vorn.

- **15** *Majariasana* – Die Katze
Atme aus, runde den Rücken in einen Katzenbuckel.

- **36** *Adho Mukha Svanasana* – Der herabschauende Hund
Atme ein, komme zurück in einen neutral langen Rücken. Atme aus, drücke die Hände in den Boden und schiebe das Gesäß nach oben in den herabschauenden Hund.

- **13** *Bharmanasana* – Der Vierfüßlerstand
  Mit der Einatmung lege die Knie wieder auf dem Boden ab; du bist im Vierfüßlerstand.

- **44** *Padangustanasana* – Die gehaltene Vorbeuge
  Mit der Einatmung bringe deinen linken Fuß nach vorn, setze mit dem Ausatmen den rechten Fuß dazu.

- **50** *Urdhva Hastasana* – Der erhobener Berg
  Mit der nächsten Einatmung richte dich auf und strecke deine Arme wieder lang über den Kopf.

- **24** *Tadasana Samasthiti* – Der betende Berg
  Lege mit der Ausatmung deine Handflächen aneinander und senke die Hände vor dein Herz.

Hinweis: Starte die nächste Runde und steige dann mit dem rechten Fuß beginnend in den Vierfüßlerstand.

Flows für das zweite Trimester

Im zweiten Trimester (SSW 13 bis SSW 26) verschwinden meist die anfänglichen Komplikationen wie Übelkeit und Müdigkeit, es gilt deshalb auch als Wohlfühlphase. Hatten manche im ersten Trimester noch mit Wechselbädern der Gefühle zu kämpfen, ist dieses Trimester meist gekennzeichnet von Ausgeglichenheit und Zufriedenheit. Auch das Risiko einer Fehlgeburt nimmt deutlich ab und viele Frauen empfinden diese Zeit als sehr angenehm. Dein Fötus wächst von 8 Zentimetern im Alter von drei Monaten bis zu 33 Zentimetern nach sechs Monaten. Hin und wieder bekommst du vielleicht Verdauungsprobleme, da deine Bauchorgane stark zur Seite gedrückt werden.

Yogaerfahrung sammeln

Dein Bauch ist zu Beginn vielleicht noch nicht so groß, dass er bei Asanas als unangenehm empfunden werden könnte. Deine Übungsabfolgen dürfen nun auch etwas herausfordernder sein. Das stärkt dein Selbstbewusstsein während der Schwangerschaft und das Vertrauen in deinen eigenen Körper, vorausgesetzt, die Schwangerschaft verlief bisher ohne Komplikationen. Bei der Ausführung der Asanas ist die subjektive Wahrnehmung sehr wichtig, nicht jede Schwangere fühlt sich zum Beispiel in der Yogaposition Herabschauender Hund wohl, andere hingegen lieben es, hierbei den Rücken lang zu strecken und das Becken zu entlasten. Du kannst jede Asana an deine jeweiligen Bewegungsmöglichkeiten und an deine Kraftkapazität anpassen.

Bei Kurzatmigkeit

Keine Sorge, ab der 36. Schwangerschaftswoche verschwindet die Kurzatmigkeit meist, weil der Kopf deines Babys in dein Becken sinkt, dadurch entsteht im Zwerchfell wieder mehr Platz für eine tiefe Atmung. Bis dahin kannst du durch Yoga lernen, deine Atemhilfsmuskulatur besser zu spüren und zu benutzen. Welche Asanas können helfen?

- **57** *Ardha Chandrasana Sarala* – Der sanfte Halbmond
  Die Weite im Brustkorb wird von vielen Schwangeren als sehr wohltuend empfunden.

- **64** *Makarasana* – Das Krokodil
  In der bewegten Variante dieser Asana kannst du anfangs Bewegung und Atmung bewusst miteinander kombinieren und die Position dann jeweils für einige tiefe Atemzüge halten.

- **73** *Shanti Virasana* – Die friedvolle Kriegerin
  Auch in dieser Asana kannst du Atmung und Bewegung miteinander kombinieren und dann in der gehaltenen Position die Weite in deinem Brustkorb wahrnehmen.

Bei Wassereinlagerungen

Wie viel du während der Schwangerschaft zunehmen solltest, ist übrigens immer auch abhängig von deinem Ausgangsgewicht. Oft gelten 12 bis 17 Kilogramm an Gewichtszunahme als völlig normal. Doch woher kommt das Zusatzgewicht? 3 bis 4 Kilogramm bringt das Baby bis zum Ende der Schwangerschaft mit, das Fruchtwasser kann ebenfalls mal 1 Kilogramm schwer werden, die Plazenta bringt etwas mehr als 0,5 Kilogramm auf die Waage und die Gebärmutter hält mit 1,5 Kilogramm mit. Und ganze 4 bis 5 Kilogramm kommen durch Wassereinlagerungen zustande und noch mal 3,5 bis zu 6 Kilogramm machen meist zusätzliches Fettgewebe als Energiespeicher aus. Na, mitgezählt? Das wären hier schon mal 18 Kilogramm. Jedoch ist im Endeffekt einfach nur wichtig, dass du dich auch während der Schwangerschaft in deinem Körper wohlfühlst, dass du beweglich bleibst und nicht sofort aus der Puste kommst, wenn du mal ein paar Stufen hochgehen musst. Yoga kann dir in der Schwangerschaft helfen, dein Bindegewebe zu stärken, deine Gelenke beweglich zu halten und somit auch vermehrten Wassereinlagerungen vorzubeugen. Welche Asanas können noch helfen?

- **8** *Dandasana* – Der Stocksitz
  Flexe deine Füße und aktiviere damit deine Beine.
- **10** *Supta Padashtili* – Die Fußgelenkübung
  Sanfte Lockerungsübungen können dabei helfen, deine Füße und Beine beweglich zu halten.
- **16** *Vritti Ardha Dhanurasana* – Der halbe Bogen, bewegt
  Die Abfolge hilft bei der Aktivierung und Kräftigung deiner Bein- und Gesäßmuskulatur.
- **18** *Hasta Padangusthasana* – Die Einbeinstreckung
  Strecke dein oberes Bein lang und drücke deine Ferse erneut aktiv weg.
- **56** *Adho Mukha Svanasana Sarala* – Der sanfte herabschauende Hund
  Diese Position dehnt deine Beine und du kannst deine Knie auch abwechselnd beugen; diese Variation wird auch oft als »Walking Dog« bezeichnet.

Zur Ruhe kommen – sanfter Sonnengruß für Schwangere

Zum Erlernen der Abfolge übe zunächst eine Stellung nach der anderen. Mit der Zeit kannst du immer gezielter Atem und Bewegung miteinander verbinden. Für Schwangere ist er hier sanft variiert. Welche Asanas sind bei Surya Namaskar Sarala dabei?

- **24** *Tadasana Samasthiti* – Der betende Berg
  Atme ein und hebe deine Arme an, lege mit der Ausatmung die Handflächen aneinander und senke die Hände vor dein Herz.

- **25** *Udakta Bhujangini* – Die aufgerichtete Schlange
  Hebe mit der Einatmung beide Arme an, senke sie mit der Ausatmung bis zum unteren Rücken ab.

- **66** *Pada Hastasana* – Die stehende Vorbeuge
  Atme ein, hebe beide Arme an, beuge dich mit der Ausatmung nach vorn.

- **13** *Bharmanasana* – Der Vierfüßlerstand
  Steige mit der Einatmung mit dem linken Bein zurück und lege das linke Knie auf dem Boden ab, atme aus und setze dein rechtes Knie daneben; du bist im Vierfüßlerstand.

- **14** *Bitilasana* – Die Kuh
  Atme ein, strecke den Rücken in ein sanftes Hohlkreuz und richte den Blick nach vorn.

- **15** *Majariasana* – Die Katze
  Atme aus und runde den Rücken zu einem Katzenbuckel.

- **11** *Uttana Shishosana* – Die Unterarmstellung
  Atme ein, senke deine Unterarme mit der Ausatmung ab und halte die Position für einige tiefe Atemzüge.

- **13** *Bharmanasana* – Der Vierfüßlerstand
  Hebe den Oberkörper mit der Einatmung wieder an und schiebe dich mit der Ausatmung in den Vierfüßlerstand.

- **14** *Bitilasana* – Die Kuh
  Atme ein, strecke den Rücken in ein sanftes Hohlkreuz und richte den Blick nach vorn.

- **15** *Majariasana* – Die Katze
  Atme aus und runde den Rücken zu einem Katzenbuckel.

- **66** *Pada Hastasana* – Die stehende Vorbeuge
  Atme ein, setze den linken Fuß nach vorn, atme aus und stelle den rechten Fuß daneben.

- **24** *Tadasana Samasthiti* – Der betende Berg
  Hebe mit der Einatmung beide Arme an, lege die Handflächen mit der Ausatmung aneinander und senke die Hände vor dein Herz.

Hinweis: Starte die nächste Runde und beginne mit dem rechten Fuß.

Flows für das dritte Trimester

In den letzten drei Schwangerschaftsmonaten (SSW 27 bis SSW 40) wächst dein Baby in deinem Bauch schnell heran. Vor allem unter seiner Haut bilden sich Fettreserven. Das kostet dich ziemlich viel Energie. Außerdem musst du mittlerweile ein ansehnlich erhöhtes Körpergewicht mit dir herumtragen, da ist es nicht verwunderlich, dass die letzten drei Schwangerschaftsmonate erneut sehr anstrengend für dich sein können. Wobei sich deutlich zeigt: Je beweglicher und aktiver eine Frau während der ersten beiden Trimester war, umso leichter fällt es ihr, mit den Begleiterscheinungen des dritten Trimesters umzugehen.

Den eigenen Weg finden

Ab der 27. SSW kann die Lage deines Babys im Bauch wahrscheinlich bereits festgestellt werden. Du musst dir aber keine Sorgen machen, falls dein Baby jetzt noch nicht mit dem Kopf nach unten im Bauch liegt. Noch hat dein Baby genügend Platz, um sich zu drehen. Ab der 31. SSW haben manche Babys bereits ihre endgültige Position in der Gebärmutter eingenommen. Für die Babys, die noch nicht richtig liegen, bleibt aber noch genügend Zeit bis zur 36. SSW, um sich zu drehen.

Wenn das Baby sich nicht dreht

Gegen Ende der Schwangerschaft kann es auch passieren, dass das Baby in deinem Bauch eine ungünstige Position einnimmt. Verschiedene Techniken können dann helfen, das Baby dazu zu bewegen, vielleicht doch noch mit dem Köpfchen ins Becken zu rutschen. Jedoch geht es den Babys dabei ähnlich wie uns mit unserer Lieblingsschlafposition: Haben wir sie einmal gefunden, geben wir sie nur ungern wieder auf. Gründe für eine ungünstige Position des Babys gibt es viele, so kann zum Beispiel ein Muskelknoten den Weg zum Muttermund versperren, sodass das Köpfchen des Babys nicht richtig ins Becken rutschen kann, oder das Baby hat ein sehr länglich-oval geformtes Köpfchen, sodass es nicht ins quer-ovale Becken passt. Auch die Form der Gebärmutter ist entscheidend und der Sitz der Plazenta. Versperrt diese den Muttermund, ist eine natürliche Geburt ebenfalls nicht möglich. Aber auch die Lage der Nabelschnur oder ein Zuwenig an Fruchtwasser beeinflussen die Lage des Babys im Becken.

In der 30. SSW liegen noch rund 15 Prozent der Babys mit dem Gesäß Richtung Muttermund, in der 32. Woche sind es nur noch 10 Prozent. Ab der 36. Woche ist es für das Baby nicht ganz einfach, sich noch selbstständig zu drehen. Hin und wieder drehen sich die Babys aber dennoch in letzter Minute! Übrigens oft nachts, wenn die Schwangere schläft oder wenn sie sehr entspannt ist. Und immerhin 95 Prozent aller Babys kommen mit dem Kopf voran auf die Welt. Sie liegen hierfür bereits zuvor in der Hinterhauptslage, auch Schädellage genannt. Aus dieser Haltung heraus verläuft die Geburt am leichtesten, denn der Kopf bahnt den Weg für den restlichen Körper durch den Geburtskanal. Hat sich das Baby jedoch entschlossen, in der Gebärmutter zu sitzen, wird dies als Steißlage oder Beckenendlage bezeichnet. Hierbei kann es sogar vorkommen, dass das Baby die Beine nach oben gestreckt hat oder die Knie gebeugt und die Füße gekreuzt sind. Erfahrene Hebammen und Ärztinnen können Babys aus dieser Lage auf die Welt bringen, wobei immer ein Restrisiko bestehen bleibt.

Bei der Querlage liegt das Baby tatsächlich quer in der Gebärmutter. Dies macht eine natürliche Geburt unmöglich, ein Kaiserschnitt ist hierbei eine gute Lösung, um Mutter und Kind sicher durch die Geburt zu führen. Im Yoga gibt es Positionen, die, zusätzlich zu einer ärztlichen und Hebammenbegleitung, das Baby zum Drehen überreden können. Ganz wichtig ist dabei: Bleibe entspannt, atme tief ein und aus. Welche Asanas können helfen?

- **11** *Uttana Shishosana* – Die Unterarmstellung
  Achte in der Position darauf, dass du sie ganz entspannt halten kannst.

- **20** *Supta Baddha Konasana* – Der gestützte gebundene Winkel
  Nimm so viele Hilfsmittel dazu, wie du möchtest, und wähle sanfte Entspannungsmusik, die du in dieser Position hören magst.

- **21** *Supta Matsyasana* – Der gestützte Fisch
  Ein festes Kissen stützt deinen Rücken, dein Brustkorb weitet sich, dein Zwerchfell entspannt.

- **84** *Supta Balasana* – Die gestützte Stellung des Kindes
  Ein festes Kissen stützt deinen Oberkörper, deine Bauchdecke entspannt.

- **94** *Supta Setu Bandhasana* – Die gestützte Brücke
  Ein festes Kissen stützt dein Gesäß, dein Becken, deine Hüfte, dein Bauch kann entspannen.

Geburtsvorbereitende Übungen

Grantly Dick-Read war ein englischer Gynäkologe, der sich dafür einsetzte, dass Frauen auf natürliche Weise gebären. Seine Hauptthese lautet, dass die meisten aus Angst und Unwissenheit einer natürlichen Entbindung kritisch gegenüberstehen. Bei einer normalen Geburt beeinflusse nicht der Wehenschmerz den Gemütszustand der Frau, sondern umgekehrt der Gemütszustand den Schmerz. Den Begriff »Wehenschmerz« ersetzte er durch den Begriff »Muskelgefühl«.

Dick-Read entwickelte schließlich das sogenannte System der pränatalen Psychoprophylaxe, die auch Read'sche Methode genannt wird. Diese Methode beinhaltet, dass der Geburtsschmerz herabgesetzt werden kann, indem die Frau sich seelisch und körperlich vorbereitet – diese Vorbereitung kann aus gymnastischen Entspannungs- und Lockerungsübungen bestehen, aber auch beinhalten, dass sie sich über das Geburtsgeschehen informiert, wodurch Ängste genommen werden können, was wiederum zu einer entspannteren Haltung mit weniger Verkrampfungen führt und somit auch weniger Schmerzen entstehen. Denn Dick-Read ist davon überzeugt gewesen, dass diese Schmerzen vor allem durch die Angst vor dem Geburtsvorgang entstehen: das nach ihm so genannte Angst-Verkrampfungs-Schmerz-Syndrom.

Man kann die Dick-Read-Methode als Meilenstein auf dem Weg zur natürlichen Geburt bezeichnen, denn er versuchte erstmals, den Kreislauf aus

Angst, Anspannung und Schmerz zu durchbrechen und die medikamentöse Schmerzbekämpfung zu vermeiden. An deren Stelle sollten Information, erlernte Atem- und Entspannungsübungen, emotionale Unterstützung durch den Partner und/oder die Geburtshelfer stehen.

Fast alle modernen Geburtsmethoden stützen sich auf diese Erkenntnisse. All das zu wissen ist enorm hilfreich für dich und deine bevorstehende Entbindung. Denn im Yoga hast du so viele Möglichkeiten, genau diesem Angst-Verkrampfungs-Schmerz-Kreislauf zu entrinnen. Du hast Angst? Dann atme tief ein und aus, fokussiere dich auf schöne Gedanken. Du verkrampfst dich? Denke an deine Asanas, dann löst sich der Krampf. Ein Schmerz entsteht? Atme tief ein und aus, verändere deine Position. Welche Asanas können helfen?

- **5** *Bhadrasana I* – Der Schmetterling I
  Diese Position dehnt deine Hüften und löst so Verspannungen und Blockaden. Alle Variationen des Schmetterlings können deinem Baby den Weg durch den Geburtskanal erleichtern.

- **6** *Bhadrasana II* – Der Schmetterling II
  Durch das sanfte Schaukeln massierst du deine Gesäßmuskulatur.

- **7** *Bhadrasana III* – Der Schmetterling III
  Durch die sanften Oberkörperkreise kannst du zusätzlich deinen Rücken massieren.

- **79** *Bhadrasana IV* – Schmetterling IV
  Kombiniere Atmung und Bewegung, um dies auch während des Geburtsvorgangs einsetzen zu können.

- **11** *Uttana Shishosana* – Die Unterarmstellung
  Entlastet dein Becken und deinen unteren Rücken.

- **12** *Balasana* – Die Stellung des Kindes
  Dein Beckenboden wird gedehnt, damit kann Dammrissen entgegengewirkt werden.

- **19** *Ananda Balasana Sarala* – Die sanfte Glückliche-Kind-Stellung
  Genieße die sanfte Dehnung in deinen Leisten, Hüften und in der Wirbelsäule.

- **81** *Majariasana Nataniya* – Die tanzende Katze
  Mit dieser Bewegung lösen sich Verspannungen im unteren Rücken und Becken.

- **87** *Kali Asana* – Die Hockstellung
  Die Position weitet dein Becken. Kombiniere auch hier Atmung und sanfte Bewegung.

Dich mit deinem Baby verbinden – Mondgruß für Schwangere

Die lunare Übungsabfolge nach Adelheid Ohlig habe ich hier abgewandelt für Schwangere. Sie ist ein idealer Einstieg ins Yoga und auch für Anfängerinnen leicht ausführbar. Die Hockposition kann sanft variiert werden, indem du die Hände nur an den Oberschenkeln ablegst. Welche Asanas sind in *Chandra Namaskar* dabei?

- **23** *Tadasana* – Der Berg
  Stehe aufrecht und stabil, gönne dir einen tiefen Atemzug.

- **24** *Tadasana Samasthiti* – Der betende Berg
  Falte die Hände vor dem Herzen und strecke mit der nächsten Einatmung die Arme lang nach oben.

- **100** *Krishnapaksha Shuklapaksha* – Die Mondphasen
  Atme aus, beuge dich nach links. Atme ein, komme zur Mitte. Führe die gleiche Bewegung nun zur anderen Seite aus.

- **97** *Pada Hastasana Sarala* – Die leichte stehende Vorbeuge
  Atme aus, neige dich mit gebeugten Knien und langem Rücken nach vorn.

- **87** *Kali Asana* – Die Hockstellung
  Gönne dir einige tiefe Atemzüge in der Hocke.

- **97** *Pada Hastasana Sarala* – Die leichte stehende Vorbeuge
  Atme ein, schiebe dich über die Vorbeuge sanft und gestützt hoch zum Stehen.

- **100** *Krishnapaksha Shuklapaksha* – Die Mondphasen
  Atme aus, beuge dich nach links. Atme ein, komme zur Mitte und mache dir gleiche Bewegung noch einmal zur rechten Seite.

- **23** *Tadasana* – Der Berg
  Atme aus, senke deine Hände ab. Gönne dir einige tiefe Atemzüge, um nachzuspüren.

Flows bei generellen Beschwerden

Yogaübungen geben dir Kraft und Stabilität. Du kannst darauf vertrauen, dass du den Anforderungen einer Geburt gewachsen bist. Du kannst Stress und Verspannungen abbauen. Ein guter Yogaflow kombiniert stets Anspannung und Entspannung, berücksichtige dies auch, wenn du alleine übst. Deine Organe werden besser durchblutet, somit kannst du dich vor lästigen Schwangerschaftsbeschwerden wie Verstopfung, Hämorrhoiden, Krampfadern und Müdigkeit wappnen. Übrigens, im klassischen Yoga nehmen wir bis zu zwei Stunden vor der Yogaeinheit keine Nahrungsmittel mehr zu uns, um die Verdauung während der Asanas nicht zu belasten. Im Yoga während der Schwangerschaft musst du jedoch darauf achten, dass dein Blutzuckerspiegel nicht zu sehr sinkt. Dies würde Schwindelgefühl, Übelkeit oder Müdigkeit auslösen. Daher empfehle ich dir, etwa eine Stunde vor der Yogaeinheit noch eine Kleinigkeit zu essen, zum Beispiel ein kleines Mango-Lassi, eine Banane oder etwas Apfelmus. Damit bleibt dein Blutzuckerspiegel stabil.

Etwas Wasser, verdünnten Fruchtsaft oder Tee zu trinken ist übrigens im Schwangerschafts-Yoga jederzeit erlaubt, am besten aber nicht vor Vorwärtsbeugen oder Drehungen. Die Phase nach dem Sonnengruß und auch vor der Endentspannung bieten sich idealerweise an.

Wie dir Yoga helfen kann

Ob du morgens oder abends deine Lieblingsasanas übst oder auch mal am frühen Nachmittag einen Yogakurs für Schwangere besuchst, ist eigentlich egal, Hauptsache, du bleibst in Bewegung und hast Spaß an den Übungen. Im Laufe deiner Schwangerschaft wirst du bemerken, dass es Tage und Wochen gibt, da könntest du vor lauter Kraft und Energie Bäume ausreißen, und dann ganz plötzlich fühlst du dich matt und müde. Yoga während der Schwangerschaft kann dir in beiden Gemütszuständen helfen. Hast du morgens Energie, dann roll dir deine Matte aus und mache einige sanfte Runden Sonnengruß. Kannst du abends nicht schlafen, weil dein Baby im Bauch ganz wild strampelt, dann schaukle in der Rückenlage auf deiner Yogamatte sanft hin und her. Du wirst sehen, dein Baby und du, ihr werdet wunderbar schlafen. Sehen wir uns die häufigsten Schwangerschaftsbeschwerden aber noch einmal genauer an.

Übungen bei Sodbrennen

Einerseits entsteht Sodbrennen in der Schwangerschaft hormonell bedingt, durch das Progesteron, das den Magenpförtner weitet, der dann nicht mehr richtig schließt, aber auch durch das Größerwerden der Gebärmutter, vor allem am Ende der Schwangerschaft, die dann den Magen sehr einengt. Als Folge können in der Speiseröhre durch Magensäure verursachte Probleme auftreten, wie eben Sodbrennen und saures Aufstoßen. Die Speiseröhre führt übrigens durch das Zwerchfell hindurch, und zwar genau an der Stelle, an der die Speiseröhre in den Magen einmündet, und genau dort befindet sich auch der Magenpförtner, altgriechisch *pylorus* für »Pförtner«. Ist dein Zwerchfell verspannt, entsteht mehr und mehr Druck auf die Speiseröhre und den Magenpförtner, der ja eigentlich den Rückfluss von Säure verhindern soll. Diese Klappe hält dann jedoch nicht mehr richtig und der saure Mageninhalt kann nun die empfindliche Speiseröhre angreifen. Um das zu vermeiden, helfen Atemübungen, bei denen du die Arme weitest, und Meditationen, um den Magen zu beruhigen. Beim Üben von Yoga-Asanas sollte dein Kopf stets höher liegen als dein Magen. Wähle dazu ruhige Musik und gönne dir einige tiefe, entspannte Atemzüge. Komme bei liegenden Asanas jeweils über die Seitenlage gestützt aus der Position. Kombiniere nach

Lust und Laune folgende Positionen aus den verschiedensten Ebenen miteinander, du wirst sehen, es macht richtig Spaß, hierbei deinen ganz eigenen Flow zu finden:

- **1** *Muktasana* – Der bequeme Sitz
- **2** *Muktasana Ardha Tan* – Der bequeme Sitz mit seitlicher Dehnung
- **8** *Dandasana* – Der Stocksitz
- **9** *Parivrtta Upavistha Konasana Sarala* – Die sanfte gedrehte Seitbeuge
- **21** *Supta Matsyasana* – Der gestützte Fisch
- **38** *Ustrasana Sarala* – Das sanfte Kamel
- **52** *Parivrtta Upavistha Konasana* – Die gedrehte Seitbeuge
- **54** *Ardha Matsyendrasana II* – Der Drehsitz II
- **63** *Supta Bhadrasana* – Der gestützte Schmetterling
- **64** *Makarasana* – Das Krokodil

- **69** *Utthita Parshvakonasana* – Die seitliche Winkelstreckung
- **100** *Krishnapaksha Shuklapaksha* – Die Mondphasen

Übungen bei Ischiasbeschwerden

Die Ursache für Ischiasbeschwerden liegt oft im Gesäßmuskel. Dein Baby wächst und das Gewicht drückt allmählich auf dein Becken und Gesäß, oft drückt hier der Piriformis- oder birnenförmige Muskel auf den Ischiasnerv. Die Schmerzen gehen hierbei vom unteren Rücken aus und strahlen meist über das Gesäß bis in die Beine aus. Zu viel Ruhe ist hierbei übrigens sehr kontraproduktiv, da sich die Muskulatur dann nur noch mehr verspannt. Ein weiterer Auslöser für die Ischiasbeschwerden ist natürlich auch das zusätzliche Körpergewicht, das immer mehr auf den Ischiasnerv drückt und diesen einklemmt. Wärme, sanfte Massagen und Dehnübungen können hier Erleichterung verschaffen.

Kombiniere nach Lust und Laune folgende Positionen miteinander, du wirst sehen, es macht richtig Spaß, hierbei deinen ganz eigenen Flow zu finden:

- **6** *Bhadrasana II* – Der Schmetterling II
- **19** *Ananda Balasana Sarala* – Die sanfte Glückliche-Kind-Stellung
- **28** *Janushirshasana I* – Die einbeinige Vorbeuge I
- **29** *Paschimottanasana* – Die sitzende Vorbeuge
- **62** *Grihaksa Asana* – Das Fenster
- **66** *Pada Hastasana* – Die stehende Vorbeuge
- **78** *Eka Pada* – Die hüftöffnende Übung
- **90** *Utthita Padasana* – Die Beinübung

Übungen bei Rückenschmerzen

Viele Schwangere leiden vom ersten bis zum dritten Trimester immer wieder unter Rückenschmerzen und es gibt auch mannigfaltige Ursachen dafür. Zuallererst kann die hormonelle Umstellung im ersten Trimester dafür sorgen, dass sich das Becken bereits etwas weitet und instabiler wird. Bereits ab dem zweiten Trimester können auch Symphyse und Beckenboden locker werden, dies führt ebenfalls zu Schmerzen im unteren Rücken. Und schlussendlich kann es die gesamte Wirbelsäule sein, die die Veränderung des Beckens und des zusätzlichen Gewichts zu spüren bekommt. Zum Glück können wir gerade hier mit Yoga sehr gut helfen und stets zwischen kräftigenden Asanas, wenn eine Schwäche die Ursache ist, oder zwischen entspannenden Asanas, wenn eine Verspannung die Ursache ist, wählen.

Kräftigende Asanas:

- **43** *Setu Bandhasana I* – Die Brücke I
- **55** *Vyaghrasana II* – Die Tigerin II
- **77** *Chitra Ardha Matsyendrasana* – Der bewegte Drehsitz
- **85** *Ustrasana Sanyana* – Der Kamelritt
- **99** *Trikonasana* – Die Dreieckshaltung
- **100** *Krishnapaksha Shuklapaksha* – Die Mondphasen

Entspannende Asanas:

- **2** *Muktasana Ardha Tan* – Der bequeme Sitz mit seitlicher Dehnung

- **3** *Bharadvajasana* – Der sanfte Drehsitz
- **4** *Ardha Matsyendrasana Sarala I* – Der Drehsitz, geöffnet I
- **56** *Adho Mukha Svanasana Sarala* – Der sanfte herabschauende Hund

Übungen, wenn du nicht am Boden sitzen kannst

Im Laufe der Schwangerschaft kann es immer wieder passieren, dass dir das Sitzen auf der Matte unangenehm wird. Viele Faktoren spielen hier mit rein, zum Beispiel die Beckenweitung, durch die auch deine Sitzbeinhöcker sensibler werden, oder das Gewicht deines Babys, das dir sehr stark ins Becken drückt. Auch eine Beckenbodenschwäche und damit verbundene Rückenschmerzen können das Sitzen auf der Matte geradezu unmöglich machen. Da es aber gerade dann wichtig ist, dass du Übungen praktizierst, um Beckenboden und Rücken zu kräftigen, gibt es viele Übungen, die du dennoch praktizieren kannst.

Wie wäre es mit einem Ablauf im Vierfüßlerstand? Kombiniere nach Lust und Laune folgende Positionen miteinander, um deinen Rücken und Beckenboden zu kräftigen, aber auch um zu entspannen. Du wirst sehen, es macht richtig Spaß, hierbei Bewegung und Atmung miteinander zu kombinieren und in deinen ganz eigenen Flow zu finden.

- **13** *Bharmanasana* – Der Vierfüßlerstand
- **14** *Bitilasana* – Die Kuh
- **15** *Majariasana* – Die Katze
- **31** *Vyaghrasana I* – Die Tigerin I
- **36** *Adho Mukha Svanasana* – Der herabschauende Hund
- **38** *Ustrasana Sarala* – Das sanfte Kamel
- **55** *Vyaghrasana II* – Die Tigerin II
- **56** *Adho Mukha Svanasana Sarala* – Der sanfte herabschauende Hund
- **81** *Majariasana Nataniya* – Die tanzende Katze
- **82** *Laghu U* – Das kleine U
- **84** *Supta Balasana* – Die gestützte Stellung des Kindes

Übungen, wenn du nicht auf dem Rücken liegen kannst

Gerade im dritten Trimester kann es passieren, dass du das Tiefersinken deines Babys ins Becken so stark spürst, dass es Schmerzen im Becken und unteren Rücken verursacht. Stehende Asanas sind hier meist keine gute Alternative, da das Stehen ebenfalls recht schnell anstrengend werden kann. Bei vielen Schwangeren kommt es in der Rückenlage auch zu einem *Vena-cava*-Syndrom, das wiederum ein Schwindelgefühl auslöst.

Besser ist ein Ablauf im gestützten Sitzen. Bei all diesen Übungen kannst du dir ein festes Kissen unters Gesäß legen, das stützt und stabilisiert dein Becken und wird meist als sehr angenehm empfunden.

All diese Asanas kannst du aus der Grundposition des Fersensitzes ausführen.

- **76** *Vajrasana* – Der Diamantsitz

Kombiniere nach Lust und Laune folgende Positionen miteinander, um deinen Rücken und Beckenboden zu kräftigen. Du wirst sehen, es macht richtig Spaß, hierbei Bewegung und Atmung miteinander zu kombinieren, und du lernst immer besser, auch deine ganz eigenen Flows zu erstellen:

- **3** *Bharadvajasana* – Der sanfte Drehsitz
- **38** *Ustrasana Sarala* – Das sanfte Kamel
- **57** *Ardha Chandrasana Sarala* – Der sanfte Halbmond
- **83** *Anahatasana* – Die Stellung Herz öffnen
- **85** *Ustrasana Sanyana* – Der Kamelritt
- **86** *Ustrasana Nataniya* – Das tanzende Kamel

Übungen, wenn du im Bett bleiben sollst

Die Gründe, warum dir deine Ärztin empfiehlt, im Bett zu bleiben, sind immer sehr ernst zu nehmen. Gründe hierfür können sein: vorzeitige Wehen, Blutungen oder eine Schwäche des Gebärmutterhalses oder des Muttermunds. Schonen ist allermeist eine effektive Maßnahme und der Gebärmutterhals verlängert sich durch die Auszeit wieder oder verkürzt sich nicht weiter. Stress kann ebenfalls gefährlich werden, das haben Studien inzwischen bewiesen. Mach dir keine Vorwürfe, dass du selbst etwas falsch gemacht hast, das ist nicht der Fall. Wichtig ist jetzt nur, dass du den ärztlichen Rat ernst nimmst und dich wirklich schonst. Wenn deine Ärztin Bettruhe verordnet, heißt das nicht, dass du von nun an das Bett nicht mehr verlassen darfst. Kurz auf die Toilette gehen, duschen oder etwas Essen aus dem Kühlschrank holen ist natürlich erlaubt. Aber nicht nur dein Körper soll jetzt zur Ruhe kommen, auch deine Gedanken müssen Ruhe finden.

Wenn du dich von jetzt auf gleich gar nicht mehr bewegst, baut aber auch sehr schnell deine Muskulatur ab. Sanfte Übungen aus dem Yoga im Liegen können dir helfen, nicht zu schwach zu werden. Besprich die Übungen am besten mit deiner Hebamme und Ärztin. Die jeweiligen Karten sind ideal, um die Übung gleich herzeigen zu können.

Wenn du das Okay von deiner Hebamme oder Ärztin dafür bekommst, kombiniere nach Lust und Laune und erstelle dir deinen ganz eigenen Wohlfühlflow im Bett mit folgenden Positionen:

- **16** *Vritti Ardha Dhanurasana* – Der bewegte halbe Bogen
- **20** *Supta Baddha Konasana* – Der gestützte gebundene Winkel
- **21** *Supta Matsyasana* – Der gestützte Fisch

- **63** *Supta Bhadrasana* – Der gestützte Schmetterling
- **64** *Makarasana* – Das Krokodil
- **65** *Supta Savasana* – Die gestützte Entspannungsposition
- **90** *Utthita Padasana* – Die Beinübung
- **96** *Supta Savasana Sarala* – Die gestützte sanfte Entspannungsposition

Übungen, wenn dich alles nervt

Schwanger zu sein bedeutet nicht, dass immer alles leicht und harmonisch verläuft, es wird immer wieder Momente geben, in denen dich eine geliebte Person, ein Familienmitglied oder auch Kolleginnen und Kollegen ärgern werden. Vielleicht verstehst du in dem Moment ihr Verhalten nicht, vielleicht war es eine Äußerung oder auch nur eine Geste, die dich verärgert hat. Gerade während der Schwangerschaft bist du für solche Dinge noch feinfühliger, aber das ist nichts Schlechtes; wichtig ist nur, wie du damit umgehst. Natürlich kannst du auch vieles »wegatmen« oder »wegmeditieren«, aber manchmal geht es auch darum, Stärke zu zeigen, sich nicht ärgern zu lassen. Ein Sprichwort, das ich sehr mag, lautet: »Entscheide, was du möchtest: Harmonie oder Rechthaben.« Das finde ich sehr interessant, denn mir persönlich ist die Harmonie lieber, das entspricht mir mehr. Dennoch gibt es Momente, da ist es wichtiger, zur eigenen Meinung zu stehen und auszusprechen, was einen gerade nervt. Gerade in der Schwangerschaft ist es wichtig, dass du auf deine Bedürfnisse hörst, und das bedeutet dann vielleicht auch, einmal laut zu werden, einmal Kraft und Stärke zu zeigen. Es gibt Asanas, die genau hierfür stehen, und allein viele der Namen vermitteln Stärke, Kraft und Stabilität.

Kombiniere nach Lust und Laune folgende Positionen miteinander, kombiniere wieder Bewegung und Atmung und erstelle dir deinen eigenen Kraft-Flow:

- **23** *Tadasana* – Der Berg
- **24** *Tadasana Samasthiti* – Der betende Berg
- **25** *Udakta Bhujangini* – Die aufgerichtete Schlange
- **45** *Virabhadrasana I* – Die Kriegerin I
- **46** *Virabhadrasana II* – Die Kriegerin II
- **47** *Virabhadrasana III* – Die Kriegerin III